精油全書

芳香療法使用小百科

Essential Oils

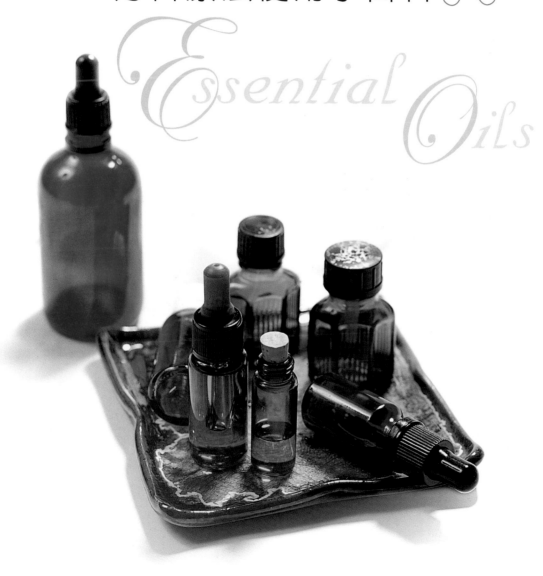

第3章 50種推薦精油

第4章 芳香精油運用於各症狀簡表 168

芳香療法──
一門藝術，
也是精確的治療科學

　　《精油全書》是寫給精油的愛用者或研習芳香治療的專業人士看的，內容不僅包含了芳香藥草的歷史典故、主治症狀、精油的陰陽性，更提供了許多的建議配方。我們從臨床得知：陽病陰治、陰病陽治，也就是感冒屬於陽病，則以桃金孃薰、吸效果較佳；若感冒表現出陰病特質，則應改選尤加利。本書所提供的配方及劑量是根據國際慣例及多年的臨床經驗，讓讀者在了解精油的特性及作用後，可進行下一步的芳香保健或治療，但是由於每一個人的體質及心理狀況不同，對於配方的反應會有所不同，若能根據自身的特殊條件有所調整，更能受惠於芳香治療。若有疑問，應與有經驗的芳香治療師聯絡。同時建議在不清楚症狀產生的原因時，應與醫生溝通了解病情後，再決定使用何種治療，切記芳香治療屬於輔助療法，無法取代正統的醫學治療；本書不負責讀者不當誤用後產生的後果。

　　在澳洲，芳香療法與其他傳統療法如針灸、指壓、足部反射療法或香藥草，同屬於輔助療法，具有保健、醫治的效果。許多人經歷各種身體治療的效果、皮膚的改變，更重要的是情緒上的安撫。芳香療法就是以「芳香」作治療，因此香氣是相當重要的，使我們感覺更好、心情愉快，進而使生理的痛楚或不適減輕了。雖然芳香精油對身體也有直接的治癒效果，例如消炎、抗菌、鎮定、安撫、抗敏，一些簡單輕微的狀況，可以自行操作獲得改善，若想要處理較嚴重的疾病時如癌症、慢性病，則應請教專業醫師或有經驗的芳香治療師。

芳香療法在澳洲或英國已從一般的家庭用藥、香氛用品，擴展為醫院或安養院使用，例如在安寧病房運用芳香治療，常有令人驚訝及滿意的成果：薰衣草精油最常被用來處理病患的失眠問題，病人用後的經驗是睡眠品質的提升、用藥減少，心情更加愉快，對未來也有較高的期待。另外，惡臭的處理、傷口問題、皮膚乾敏、搔癢、淋巴水腫、疲勞、疼痛等，都是經常借助芳香治療的「整體醫護」效果。

芳香治療是一門藝術，也是一精確的治療科學，著重對使用者整體性(身心靈)的了解，以促成配方的形成及各種相對應的使用法。因此從事芳香治療工作者，除了認識精油外，應加強其他學科的了解，如解剖生理學、心理諮商、營養學、按摩技法等。

這本《精油全書》的編寫過程是艱辛的，資料多而複雜時，必須為之裁減，有些精油的資料又明顯不足，只好費心蒐羅。當中也有遭遇各家各派不同的意見，只有根據多次的使用經驗及前輩的意見為之仲裁。我們經歷了挫折、疲倦、歡喜及驕傲等各種情緒，像是婦人生產的心路歷程，為的是將這美好的精油知識、觀念傳達給各位讀者，同時以新的眼光及合宜的方法運用芳香精油。期望一家一人學精油，全家闔樂又健康。

澳洲芳香治療師 卓芷聿

2002.5

Essential Oils 精油全書

01

什麼是精油

雖然芳香療法只是一種輔助療法，但仍然是一門複雜的知識，也因為它結合了生命科學、自然科學與藝術等學問，所以在使用前應該對一些精油的知識有所了解，才能自由的運用。

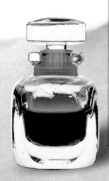

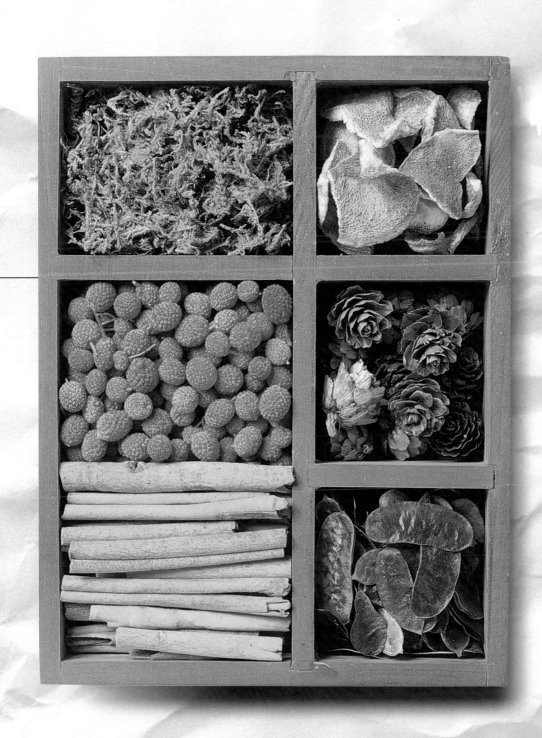

芳香療法的演進

植物對人類有治病的神奇力量，在有幾千年歷史的古文明大國，早有記載；可以說在有人類的時候就有醫療行為。這可從動物生病時會自己找青草藥治病得知。而人類也發現這些植物可以減輕生病時的不適和病痛，藥草治病的經驗就是靠代代口耳相傳下來的。

中國

中國發展出的「漢醫」也是從神農嚐百草開始，最為人歎服的經典就是「黃帝內經」——記載著許多疾病發生的原因以及治療的方法，其中對植物運用的智慧，是現代藥草學家的指南。稍晚李時珍的《本草綱目》，則記載了兩千多種藥材（植物）、八千多種配方，是現代「中醫」的根本。

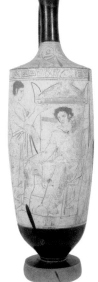

白底橄欖油

埃及

早在西元前三千年前，埃及人就已經開始使用香油香膏了。後來的人發現埃及的木乃伊能保存數千年不壞，就是添加了防腐劑，例如：雪松、沒藥。在金字塔的挖掘過程中，考古學家常常發現一些壓榨或蒸餾木頭、植物的器具。尤其在庫夫法老王建造的「大金字塔」中，發現不少化妝品、藥品、按摩膏的記載；絲柏就是常被他們拿來驅魔的植物，眼睛發炎要用沒藥等等。而芳香油膏是他們獻給神明的供品之一，在一千三百多年前的花崗岩石板上記載著，法老王以香膏獻祭獅身神，而製作香膏的祭司們，可說是最早的調香師了。

芳香療法的故事中，記載埃及艷后克麗奧佩德拉以精油護膚，讓全身充滿香氣使安東尼及凱撒大帝成為她的愛情俘虜。埃及艷后曾耗費鉅資以「香膏花園」的植物來製作香油，讓自己的手部柔軟，另外，她喜歡在談判時擦上茉莉香膏加上運用政治、外交手腕，讓凱撒為她平定內亂。

希臘、羅馬

西方的芳香療法始於埃及，發揚光大的卻是希臘、羅馬人。愛美女神阿夫羅戴蒂的神廟中記載最多，本世紀流行的「SPA」一詞，在那個時代就是醫療浴池或醫療勝地的意思。在現代的希

木乃伊是埃及人發明的，埃及的法老在安葬的棺木中，會放防腐植物來作為防腐劑。

臘，還是有許多以芳香SPA為招攬觀光客的勝地，像是安碧多羅絲，相傳是太陽神阿波羅與阿夫羅戴蒂所生兒子的出生地。

羅馬人的奢華遠勝於希臘人，帝國擴展的力量所及，也將芳香油膏帶至西亞的君士坦丁堡。羅馬時代的香品分為固態、液態以及粉狀；喜歡泡澡的羅馬人，甚至以象牙製作容器，存放香膏；更不用說他們善加利用大理石、瑪瑙、花崗岩以及玻璃等材料製作精美容器，來置放香膏。精緻容器之外，他們使用香料的程度，更令人咋舌，往往一磅重的香精就要用數十種植物混合而成，常見的有沒藥、蜂蜜、豆蔻、香蜂草、菖浦、肉桂等，無論是人體、衣物、床、牆壁甚至公共澡堂，都充滿了香氣。

發現於底比斯的小香水瓶。

希波克拉底
(Hippocrates，468-377 BC)

希波克拉底是古希臘時代的醫生，被尊稱為「醫學之父」，他的言行以及醫學研究，影響西方科學的研究，可說是歐洲醫學的奠基人。他最著名的作品是蒐集了四百多種植物的《藥草集》；他最重要的學說是「體液學說」，他認為人體是由血液、黏液、黃疸以及黑疸四種體液組成。

希波克拉底留下的論文集《箴言》，說出了許多醫學和人生至理名言，像「暴食傷身」、「無故困倦是疾病的徵兆」、「粗食比精食更益於身體」、「寄身大自然最能身心暢快」，都是膾炙人口的嘉言錄。

西方的醫生在開業時都要宣讀一篇醫療道德的誓詞，開頭是「我要遵守誓言，矢忠不渝…」這個規範就是由希波克拉底首先提出來的醫生宣言；二次大戰之後，世界醫療大會據此制訂了國際醫療人員道德規範。

中東

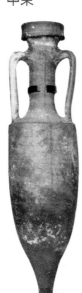

在宗教發源地的中東，也發現安放耶穌的墓穴中，有以色列人傳統包遺體所用的沒藥香膏。而善於科學發明的阿拉伯人，將羅馬人傳過去的蒸餾法改良，成功的萃取玫瑰花精油。

羅馬人在西元前一、二世紀就利用這種陶罐裝酒、橄欖油，進行海上貿易。

除了科學發明，阿拉伯人也善於做生意，他們將發現的精油、油膏以及花水，賣到世界各地。讓歐洲人對保健治療的觀念更為精進。

印度

在印度也有植物經典，最著名的就是「吠陀經」，也是奠定印度傳統醫學「阿輸吠陀醫學」的根本。尤其印度是一個宗教國家，由宗教發展出來的藥物運用，使得印度藥材如丁香、黑胡椒、檀香、安息香等，成為最昂貴的藥材。

古代以石磨榨出橄欖油，可以作為食物、燃料、油膏及醫藥用。

近代現況

文藝復興時代(14-16世紀)，草藥學因活板印刷術的發明，可將先人用藥草的智慧與知識出版而廣為流傳。最有名的就是一五二七年貝肯氏出版社出版的《貝肯氏的藥草集》，十六世紀還有所羅門所寫的《藥方大全》，到了十七世紀，是英國藥草師

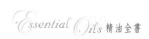

Ayurveda (阿輸吠陀)

它是梵文 Ayurveda 的音譯，阿輸(Ayus)指生命，吠陀(Veda)是知識，所以阿輸吠陀的意思就是「生命之學」——有關生命的知識，更進一步說是基於這種知識而形成的生活守則。

《阿輸吠陀》醫學的起源很難判斷，印度人都相信大約在西元前五千年開始，它記載了醫藥以及跟生命有關的知識。根據史料記載，古代印度人對健康與長壽的關注與研究，就被歸納為阿輸吠陀醫療體系，印度的醫療就以此成為可以傳承的知識。

印度的外科很發達，大約在西元四世紀時就能做截肢手術、眼科手術，甚至剖腹生產…等；印度人除善於應用植物藥草之外，也對動物以及礦物的藥性研究頗深。阿輸吠陀中記錄了許多印度醫生的研究與案例。

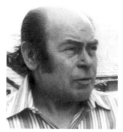
珍瓦涅(Jean Valnet)

研究精油的治癒功能，寫下最早的「芳香療法」專書。

另一著名的芳香療法研究者是珍瓦涅醫師(Jean Valnet)，他把植物精油用在治療第一次世界大戰中受傷的士兵，而使精油和醫療有了密不可分的關係，並獲得法國正式醫療許可。他的著作《芳香療法》是現代芳療師必備的參考書籍。

在蓋特佛塞發表精油見解的時候，佛萊明爵士(Sir Alexander Fleming)也同時發現抗生素盤尼西林。這也是「天然的」療法，由黴菌培養分離而出。當然今日我們不再使用天然的盤尼西林。

的黃金時代，當時出了幾位大師，卡爾培波、帕金森、傑拉德…等，他們留下來的藥草知識，對現代芳香療法有莫大的幫助。

一九三○至一九七○年代

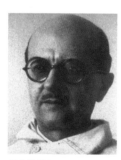
蓋特佛塞(René-Maurice Gattefossé)

正式提出「芳香療法」一詞的化學家蓋特佛塞(René-Maurice Gattefossé)，有一次在家族的香水公司研發新產品時，不慎發生化學爆炸傷及手部，情急之下，迅速把手伸進旁邊的一碗液體中，不可思議的是，灼傷的手竟然不那麼痛了，水泡和傷口也減輕許多，而這碗液體正是薰衣草精油。蓋特佛塞研究出薰衣草能消炎、殺菌療傷的特性。自此他便對各種植物精油產生興趣，開始著手

在一九五○年代，瑪格麗特摩利(Marguerite Maury)研讀許多蓋特佛塞關於精油的著作，首次將「芳香療法」用於美容回春上，以及把芳療法傳入英國，在《摩利夫人的芳香療法》(Marguerite Maury's Guide to Aromatherapy)一書中，講述了健康、美容、飲食、烹飪及精油的物理治療。此外，摩利夫人除了致力了解每一種天然精油的療效外，還研究如何運用精油來護理皮膚，並提倡以複方精油來護理皮膚，所以摩利夫人是第一位將芳療與美容結合的人。

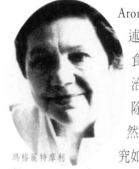
瑪格麗特摩利
(Marguerite Maury)

一九七○年代，雪麗普萊斯(Shirley Price)出現，芳療的運用有了重大的改變，雪麗認為一

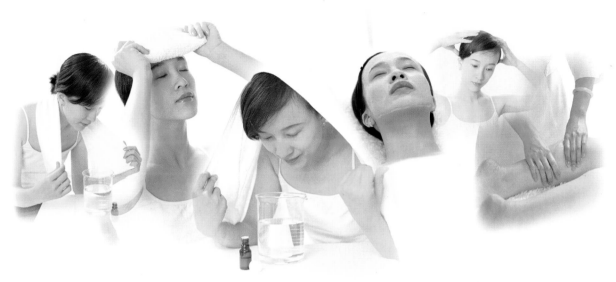

位芳療師更須懂得豐富的解剖學、生理學、病理學及熟知各種芳療專用精油之化學成分的療效，並且具有特殊物理療法的技術，所以她在一九七八年開辦雪麗普萊斯芳療學院(Shirley Price Aromatherapy College)。目前這個學會已受到大不列顛整體醫療組織(British Complementary Medicine Association)所設立芳療團體評鑑會(Aromatherapy Organisations Council)的肯定及認定其教育功能和資格。

同一時期，法國的醫生對精油發生興趣，展開許多臨床上的研究。人們對預防性的藥物更有興趣，同時更熱中於了解醫學上的問題。

目前在歐洲已經有四十多所學校教導芳香療法。而在法國，醫生更可以專攻芳香療法，並讓芳香療法成為患者治療的選擇之一，精油在法國更是醫生認為可以服用的物質。

現在，芳香療法使用植物精油的量只占全球市場極少部分。極大部分集中在香水業、食品業和藥品業的使用，這幾個行業才是精油的主要消費者。不過，他們對精油純度的關心當然不如芳香療法這個領域，因此有不肖業者常藉由加入一些品質低劣的油，或是加入仿植物芳香的化學香劑，來矇騙消費者。

九〇年代開始，芳香療法又在我們的生活中活絡起來，融合了數千年來古文明智慧加上本世紀醫學家及科學家的研究實證成果，它提供了我們有效又愉悅的保健選擇，同時達到平衡身、心、靈的整體效果。

為了讓精油的品質達到一定的標準，每種精油在萃取出後，其樣品都須經過多項測試如旋光度分析、比重分析、定量分析、氣體色層分析法、香味評估，其成分亦須合乎實驗室所提出的書面報告的標準安全值，所以每種被運用於芳香療法的精油都已有完整的臨床及實驗室分析報告來說明該精油的成分及功效。

從遠古人類發現香藥草植物影響人體健康的奧秘開始，演變至今日，芳香療法不僅是具有豐富的臨床使用經驗，更逐漸成為一個熱門的輔助治療學。

植物精油對人體的益處

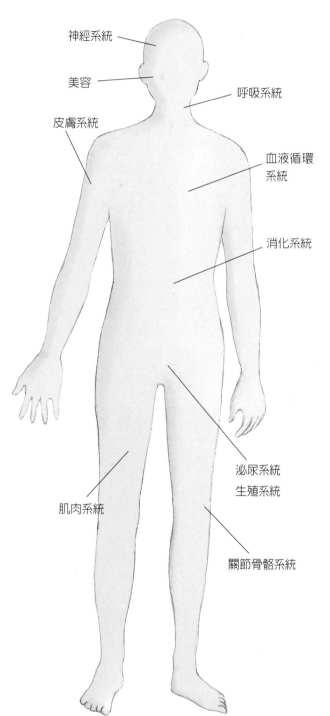

神經系統
美容
皮膚系統
呼吸系統
血液循環系統
消化系統
泌尿系統
生殖系統
肌肉系統
關節骨骼系統

大自然中的植物，主要靠光合作用存活在天地間；而複雜的光合作用讓植物體內產生了一連串的生化反應，這種生化反應除了養活植物外，也讓植物產生許多抵禦外侮的藥用化合物，其中有配醣體、生物鹼、芳香油、酚類、有機酸，可以抗病毒、驅蟲、防腐。

芳香油也稱為精油，多半存在植物的油腺或腺毛中，有些則溶在樹脂而充塞於植物體的空腔內。含芳香油的植物有唇形科、芸香科、桃金孃科、繖形科、樟科、薑科等。

精油對人的貢獻

一、淨化空氣與殺菌：由於精油有抗菌防腐的成分，所以它有抗菌、抗微生物及抗病毒的特性。

二、提供細胞營養：因為精油含有荷爾蒙、維生素、抗生素、所以能提供我們身體細胞營養。

三、平衡身心靈：精油最重要的特質是氣味，它會影響大腦的邊緣系統，作用在嗅覺上，微小的芳香分子更會在中樞神經上引起心理以及生理不同層次的反應。

四、免疫功能：其中最重要的特性是芳香精油有助於加強身體的免疫系統，幫助抵抗各種病菌、病毒的攻擊。

五、具有天然的防腐特質。

六、其他功能：請參考本書第三章。

精油和呼吸系統

精油經由深呼吸進入鼻腔，吸氣時，空氣中的精油分子會被帶到鼻子最頂端的嗅覺細胞，透過細胞中的纖毛來記憶和傳達香味，再透過嗅覺閥，傳遞到大腦的嗅覺區。精油中的化學物質促發神經化學物質的釋出，而產生鎮定、放鬆或是興奮的效果。精油也會進入肺部，經過氣體交換，進入血液循環。

精油和皮膚系統

精油經由按摩進入皮膚的毛孔，隨著血液的流動，精油停留在體內影響各系統可達數小時、數天甚至數星期之久，依個人的體質和健康狀況而定。傳送速度最快的為尤加利和百里香，大約三十分鐘可到達包括心臟、血液等循環系統；最慢的像是檀香、廣藿香，大約要兩小時。一般來說，精油可以在三十分鐘內完全被皮膚吸收，在數小時內經由皮膚、肺、尿液排出。

精油進入大腦及肺

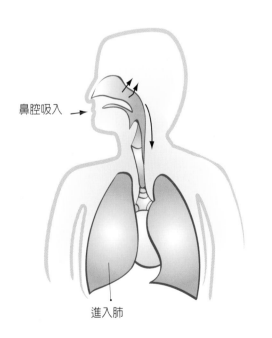

鼻腔吸入

進入肺

精油進入皮膚

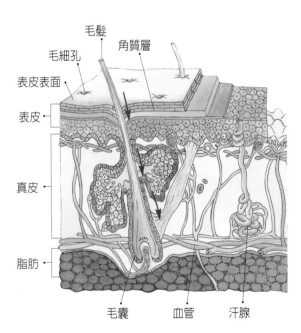

毛髮
角質層
毛細孔
表皮表面
表皮
真皮
脂肪
毛囊　　血管　　汗腺

Essential Oils 精油全書

萃取來源、方式

什麼是精油？

　　台灣自八〇年代末九〇年代初引進芳香療法(Aromatherapy)以來，許多追求時尚、生活品質的人，多少都接觸過「精油」(Essential Oil)。風潮所及，這一、兩年來許多生活用品都標榜添加精油成分，例如，添加芳香精油的衛生紙、洗髮精、噴霧水，至於化妝品就更不用說了，幾乎每一家知名品牌都有產品標榜含有精油成分。

　　到底什麼是精油？精油普遍存在於植物的各個部位，對植物的生長扮演重要的角色；它具備調節溫度和預防疾病的保護功能；它能保護植物免受細菌及其他病菌的侵害。花瓣中的精油，可以吸引對自己有益的昆蟲靠近，同樣也能預防對自己不利的害蟲接近，所以我們可以利用精油的這項特質在生活中驅逐害蟲以及保健身體。

　　在台灣，進口的精油分為六大類，分別是香料精油、工業用精油、食用精油、化學精油、藥物精油、芳療精油。其中又以提煉芳療用的精油最嚴謹，除了這些植物必須是有機植物外(就是栽種期間不能添加農藥及殺蟲劑)，而且提煉的精油還必須通過GC-MS測試，化學成分比例必須合乎標準值，才能歸類為芳療精油。所以有些植物聞起來雖然很香，若不符合標準值充其量只是芳香植物，並不屬於芳療植物。

萃取來源

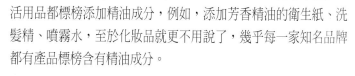

　　我們所熟知的精油，簡單說就是從植物的葉子、花朵、種子、果實、根部、樹皮、樹脂、木材……，以水蒸餾法、冷壓榨法、脂吸法和溶劑萃取法，提煉出來的物質，具高度芳香性及揮發性的物質。除了單一部位可萃取出精油之外，有些植物可以在好幾個部位萃取出精油，例如，苦橙就可從花苞、葉子及果實三個部位萃取出精油。

　　雖然大部分的精油都是以蒸餾法提煉，但也有些植物精油不適合或難以此法提煉，像玫瑰花、茉莉花……花瓣精油是以脂吸法(Enfleurage)而得；也有些精油只要以壓榨法即可得，像柑橘類的精油，取自植物的果皮壓榨；例如，以手刮橘子皮就會有油油的、香香的橘子精油產生。

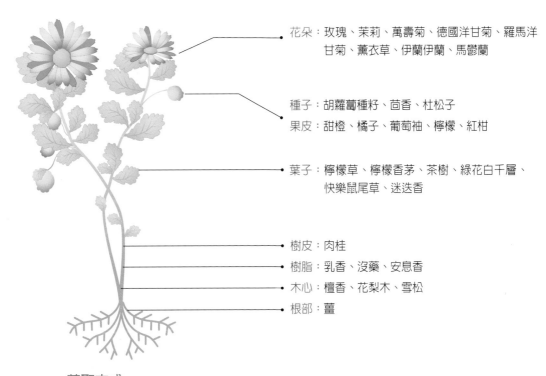

花朵：玫瑰、茉莉、萬壽菊、德國洋甘菊、羅馬洋甘菊、薰衣草、伊蘭伊蘭、馬鬱蘭

種子：胡蘿蔔種籽、茴香、杜松子
果皮：甜橙、橘子、葡萄柚、檸檬、紅柑

葉子：檸檬草、檸檬香茅、茶樹、綠花白千層、快樂鼠尾草、迷迭香

樹皮：肉桂
樹脂：乳香、沒藥、安息香
木心：檀香、花梨木、雪松
根部：薑

萃取方式

每一種植物可以萃取出精油的量不盡相同，萃取量愈少的精油通常愈昂貴不易得，其中花瓣精油為最。一般來說，玫瑰花要3000-5000公斤、薰衣草要200公斤、檸檬要3000個，才能提煉出一公斤的精油。因此，玫瑰、茉莉、橙花這類精油通常10ml就要上萬元，就是這個原因。

花瓣精油成本高，多半廠商會提供摻有基底油的混和油，而非100%純花瓣精油，購買時要特別詢問。

植物小百科：
對大部分的植物來說，在開花前的上午9-11點採收乾燥未損壞的葉子或小枝，具有最高的藥效。

水蒸餾法

將新鮮的或經乾燥處理的芳香植物原料放到蒸餾器中，由下方加熱送入蒸氣將植物的精油蒸發出來。含有精油的水蒸汽經由導管收集冷卻後，蒸汽會冷卻成液體，再依照水與精油的比重、密度的差異而分離出來。剩下來的水分當中，或多或少都有些精油溶在裡面，就是所謂的花水，大部分精油是以此方式提煉出來的。

例如：羅勒、胡蘿蔔種籽、洋甘菊、肉桂、快樂鼠尾草、芫荽、絲柏、尤加利、天竺葵、杜松、薰衣草、香蜂草、橙花、廣藿香、歐薄荷、保加利亞玫瑰、迷迭香、花梨木、檀香、茶樹、馬鞭草、伊蘭伊蘭。

植物小百科：
採收玫瑰花的作業，必須在早晨太陽還沒出來的時候就要進行。並且採收地必須離提煉廠非常近，工人一採收就可以直接送往，愈短的時間提煉愈好。

Essential Oils 精油全書

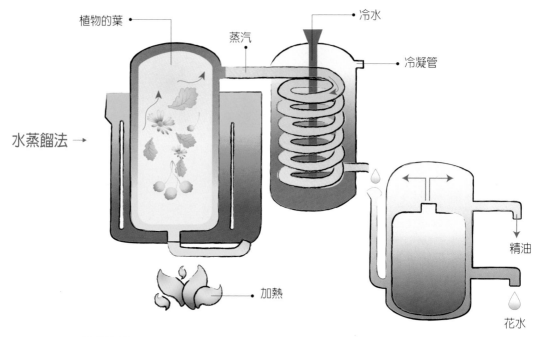

植物的葉　　蒸汽　　冷水　　冷凝管

水蒸餾法 →　　　　　　　　　　　精油

加熱　　　　　　　花水

冷壓榨法

　　此種方法多半用在柑橘類植物，因為精油多包含在這些植物的果皮中，萃取方式是在壓碎果皮過程中加水，收集汁液後，經離心機將精油分離出來。

　　例如，佛手柑、檸檬、葡萄柚、橘子、紅柑

油脂分離法

　　以油脂吸收植物香氣較佳的部分，再經酒精處理，並以機器攪拌，待酒精蒸發後，留下的便是芳香精油。

　　例如，茉莉、橙花、玫瑰

溶劑萃取法

　　利用酒精、醚液態丁烷…等溶劑，反覆淋在欲萃取的植物上，再將含有香精油的溶劑分離解析，以低溫蒸餾即可得到精油。這是最新的萃取方式，可用來取代油脂萃取法。

　　例如：肉桂、鼠尾草、安息香

浸泡法

　　將花朵浸泡在熱油中，使植物中的精油釋放出來，再用過濾法萃取即可。

　　例如，一些浸泡油，如金盞花、胡蘿蔔、金絲桃

探索精油的內容物質

精油從香藥草植物萃取而來，所以含有各種不同的天然化學物質。例如，甲酮、乙醛、苯酚、酯⋯⋯等，有些精油含有三百多種成分，例如玫瑰；有些可能只有數種。成分愈複雜的精油愈不容易被合成化學模擬出來。

以下介紹幾種精油中常見的化學成分：

1. 酸(Acid)：一種有機物，大部分為水溶性，是很好的抗炎物質、也具鎮靜效果，所以精油中含有酸，因為是弱酸，拿來治療皮膚問題，如水楊酸，有除皺美膚的效果。

含有酸的精油例如玫瑰、伊蘭伊蘭、天竺葵、胡蘿蔔種籽油、香蜂草⋯⋯等。

2. 醇類(Alcohols)：最常見的是單萜烯醇，抗菌效果不錯，也能增強免疫力。這種醇類細分可分成沉香醇，如，薰衣草、橙花、伊蘭伊蘭。牻牛兒酸在回青橙、橙花、玫瑰、馬丁香、天竺葵可取得。龍腦在薰衣草、松樹中也有。薰衣草中的薰衣草醇以及天竺葵、香茅以及玫瑰中的香茅酸。除此，醇類還分倍半萜烯醇以及雙帖烯醇，這兩種醇都不易見，只存特定的幾種精油中，前者是很好的增強免疫力、提振精神的成分；後者含有不錯的動情激素。倍半萜烯醇在玫瑰、雪松、馬丁香中可見。雙萜烯醇能在快樂鼠尾草中找到。

3. 醛類(Aldehydes)：安撫中樞神經、抗炎療效不錯。醛類分為：檸檬醛、香茅醛、水茴香醛、洋茴香醇以及肉桂醛。

例如檸檬、天竺葵等精油中都含有檸檬醛；含有香茅醛有尤加利、檸檬、香蜂草。

4. 酯類(Esters)：精油中的香氣味均由此而來，是一種香氣分子。可以抗炎、抗痙攣以及平撫神經系統，由於此種分子的溫和特質，所以較不刺激也不會傷害皮膚，是很安全的一種化學成分。

薰衣草酯在花香類精油中幾乎都有，像茉莉、橙花。牻牛兒酯是薰衣草、尤加利。柑橘類中的橘子、甜橙以及橙花中的鄰氨基苯甲酸甲酯。還有乙香沉酸酯含在快樂鼠尾草、薰衣草以及佛手柑中。

5. 酮(ketone)：羰基(carbonyl group)與兩個碳基結合的化合物總稱，植物中的酮多是脂肪族酮以及含有芳香基的芳香族酮，存在於油脂氧化生成物中，大部分具有特異氣味以及毒性。但黃體酮以及睪丸酮對生殖系統有不錯的作用也能平衡荷爾蒙，甚至對皮膚以及神經系統都有不錯的效果，例如菊科屬精油。低量的酮對人體甚有幫助，例如殺菌功能。有些酮的作用強烈且有毒性，所以含酮的植物通常都不做精油萃取，以免造成危險。例如，鼠尾草中的側柏酮，會導致流產，穗花薰衣草、歐薄荷、牛膝草中的酮成分，也可能導致早產，因此許多精油孕婦應該避免的理由，除了有調經作用之外，也是避免接觸到含高量酮成分的精油，造成危險。

世界各地的芳香植物產地

英國
歐薄荷
薰衣草
快樂鼠尾草

法國
玫瑰、茉莉、天竺葵
薰衣草
馬鬱蘭
迷迭香
百里香

加拿大
芥末

美國
葡萄柚、甜橙
檸檬、萊姆
薄荷、歐薄荷
芫荽

巴西
葡萄柚、甜橙
檸檬、萊姆、香茅
檸檬香茅

西班牙
百里香、尤加利
檸檬、迷迭香

葡萄牙
橙花、尤加利

墨西哥
萊姆、香草
茴香

摩洛哥
天竺葵、雪松
茉莉、玫瑰
迷迭香

瓜地馬拉
檸檬香茅、豆蔻

海地
香草、萊姆

阿根廷
香茅、檸檬

阿爾及利亞
天竺葵

埃及
茉莉、洋甘菊
天竺葵

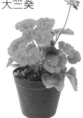

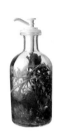

真正好的精油，因為關係到植物的品種、生長國家的氣候、溫度和濕度，工人採收時間、採收方法等各項條件配合才能產出優質精油。此圖提供世界各地芳療植物的最佳產地。

德國
蒔蘿、洋甘菊

俄羅斯
芫荽、鼠尾草
薰衣草、玫瑰

義大利
迷迭香
佛手柑
檸檬

中國大陸
廣藿香、香茅
肉桂、茉莉

保加利亞
玫瑰、快樂鼠尾草

土耳其
玫瑰、雪松
香茅、檀香
檸檬香茅

印度
檀香

菲律賓
伊蘭伊蘭

葉門
乳香

索馬利亞
沒藥、乳香

斯里蘭卡
肉桂、歐薄荷
豆蔻、香茅

印尼
丁香、豆蔻
檀香、廣藿香
安息香、香茅

澳洲
尤加利、茶樹

馬達加斯加
伊蘭伊蘭、丁香
香草

南非
尤加利、茉莉

基礎油的介紹

基礎油(base oil或是carrier oil)，也有人稱之為媒介油或是基底油。大多數的精油無法直接抹在皮膚上(除薰衣草和茶樹外)，它們必須在基礎油中稀釋後，才可以廣泛地用在我們人體的肌膚上。

基礎油是取自植物的花朵、堅果或種子的油，很多基礎油本身就具有醫療的效果。從生長在世界各地的植物種子裡，我們可以製造出各種的植物油：有好幾百種植物，它們的種子可以生產出油，其中只有少數的幾種油是用在商業的用途上。一些植物油，例如，我們熟知的大豆油、花生油、橄欖油主要是為了食用，是營養和精力的良好來源，身體有了它就能產生熱量，它是蛋白質的絕佳來源；為工業及家庭的用途，提供了潤滑油及烹飪的材料。

芳香療法使用的基礎油是以冷壓萃取得來(在攝氏六〇度以下處理)，而食用的植物油，如大豆油是以二〇〇度以上的高溫萃取而來，是平時在超級市場的貨架上所看到的食用油。冷壓萃取的植物油可以將植物中的礦物質、維生素、脂肪酸，保存良好不流失，具有優越的滋潤滋養特質。

可拿來當作基礎油的植物油，必須是不會揮發且未經過化學提煉的植物油，例如：甜杏仁油、杏桃仁油、酪梨油、荷荷芭油、小麥胚芽油等，這類油脂，富含維生素D、E與碘、鈣、鎂、脂肪酸等，可藉其稀釋精油，並協助精油迅速被皮膚吸收。而一般的食用油通常經過高溫提煉，已經失去天然養分，較不適合當作芳香療法用的基礎油。

這類油脂平時可保存在冰箱裡，加入精油後，可保存六個月左右。因此每次調和的分量最好一次用完，或勿存放過久。

哪些油不適合當基礎油？

不適合當基礎油的通常是石油提煉的礦物油，如嬰兒油或分子較大的綿羊油等。因為礦物油不但不含養分，還因為滲透力差容易阻塞毛孔，造成粉刺與膿瘡；混和精油做按摩時，更會阻撓肌膚對精油的吸收，無法發揮療效。

✕嬰兒油

✕綿羊油

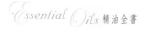

一、常見的基礎油

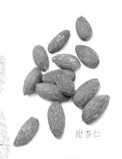

甜杏仁

甜杏仁油 *Sweet Almond Oil*

成分：維生素A、B1、B2、B6、E、蛋白質、脂肪酸。

特質：淡黃色，味道很輕柔，有潤滑性但非常清爽，是中性不油膩的基礎油。

概說：

屬於中性的基礎油。由杏樹果實壓榨而得，主產於環地中海區的希臘、義大利、法國、葡萄牙、西班牙以及北非等地，最新的研究報告指出，對面皰皮膚有調理作用，有富貴手的敏感性皮膚也有保護功效。它與任何植物油皆可互相調和，因此也是最為廣泛使用的基礎油；食用可治咳嗽。購買時注意不要與苦杏仁油混淆，因為苦杏仁油有毒，不可使用。

適用：

具有良好的親膚性，連最嬌嫩的嬰兒也可以使用。而含有高營養素的特質，是很好的滋潤和混合油，適合嬰兒、乾性、皺紋、粉刺以及敏感性肌膚使用。

它的滋潤、軟化膚質功能良好，適合做全身按摩用，也能作為治療癢、紅腫、乾燥和發炎的配方使用。

食用杏仁油可以平衡內分泌系統的腦下垂體、胸腺和腎上腺，促進細胞更新。

杏桃仁油 *Apricot Kernel Oil*

成分：維生素A、B1、B2、B6、C，以及礦物質及GLA。

特質：淡黃色，較甜杏仁油濃稠、黏膩一些，具有營養、緩和、治療的特性。

概說：

取自杏桃核仁，多產於中亞、土耳其一帶。經常和甜杏仁油混合使用。

適用：

膚色蠟黃或是臉部有脫皮現象的人非常適合；對重病以及身體虛弱的皮膚也很有助益；幫助舒緩緊繃的身體、早熟的皮膚、敏感、發炎乾燥，可添加10-50%。

Essential Oils 精油全書

小麥胚芽油 *Wheatgerm Oil*

成分：蛋白質、泛酸、菸鹼酸、維生素A、D、E、B1、B2、B6，以及礦物質如鈣、磷、鐵、鋅、鎂等。還有不飽和脂肪酸如亞麻油酸、亞麻脂酸、油酸和卵磷脂。

特質：黃棕色，取自小麥種子發芽的部位；多產於美國、澳洲等大陸地區。

概說：

含高量天然維生素E，是一種抗氧化劑，它抗氧化的特質可延長複方精油的保存期限，只需10%的量添加在配方中。小麥胚芽油能清除自由基，促進人體代謝，預防老化，內服可預防治高血壓、動脈硬化、心臟病及癌症等多種疾病。

適用：

消化、呼吸以及血液循環系統的配方皆適用。它含有脂肪酸可促進皮膚再生，對乾性皮膚、黑斑、疤痕、濕疹、牛皮癬、妊娠紋有滋養效果。

荷荷芭油 *Jojoba Oil*

成分：礦物質、維生素、蛋白質、似膠原蛋白、植物臘、Mytidyic Acid.

特質：呈黃色，萃取自荷荷芭豆。非常滋潤、無任何味道，且油質較輕滑似脂腺分泌的油脂。荷荷芭是一種沙漠植物，如南加州、亞利桑納州、以色列、澳洲等地區均有生產。具有高度穩定性，能耐強光、高溫而保持結構不變，是可以久藏的油。

概說：

它有良好的滲透性，只要有空隙，都可以滲透；也具有耐高溫的特質，並且分子排列和人的油脂非常類似，是穩定性極高、延展性特佳的基礎油，適合油性敏感皮膚、風濕、關節炎、痛風的人使用，同時是良好的護髮素。

荷荷芭也含豐富維生素D及蛋白質，是很好的滋潤及保濕油，可以維護皮膚水分、預防皺紋以及軟化皮膚，適合成熟及老化皮膚，常用於臉部、身體按摩及頭髮的保養。

它不是真正的油質，而是一種植物蠟，也具有不會腐臭的特質。

適用：

適合油性肌膚及發炎的皮膚、濕疹、乾癬、面皰。改善粗糙的髮質，是頭髮用油的最佳選擇，甚至防止頭髮曬傷及柔軟頭髮外，可幫助頭髮烏黑及預防分叉。

葡萄籽油 *Grapeseed Oil*

成分：維生素B1、B3和B5、C、F、葉綠素、微量礦物元素、必需脂肪酸、果糖、葡萄糖、礦物質、鉀、磷、鈣和鎂以及葡萄多酚。

特質：淡黃色或淡綠色，無味；細緻、清爽不油膩。最大產地在中國。

概說：

　　葡萄籽最為稱道的是含有兩種重要的元素，亞麻油酸(linoleic acid)以及原花色素 (Oligo Proanthocyanidin，簡稱OPC)。亞麻油酸是人體必需而又為人體所不能合成的脂肪酸，可以抵抗自由基、抗老化、幫助吸收維生素C和E、強化循環系統的彈性、降低紫外線的傷害、保護肌膚中的膠原蛋白、改善靜脈腫脹與水腫以及預防黑色素沉澱。

　　OPC具有保護血管彈性、阻止膽固醇囤積在血管壁上及減少血小板凝固。對於皮膚，原花青素扮演了保護肌膚免於紫外線的荼毒、預防膠原纖維及彈性纖維的破壞，使肌膚保持應有的彈性及張力，避免皮膚下垂及皺紋產生。葡萄籽中還含許多強力的抗氧化物質，如觸牛兒酸、肉桂酸與香草酸等各種天然有機酸，這些都是抗氧化的元素。

適用：

　　滲透力強，可作面部按摩及治療時用，尤其是細嫩及敏感皮膚、油性、暗瘡、粉刺皮膚。含豐富維生素F、礦物質、蛋白質，能增強肌膚的保濕效果，同時可潤澤、柔軟肌膚，質地清爽不油膩，易為皮膚所吸收。

澳洲堅果油 *Macadamia Oil*

成分：礦物質、蛋白質、多重不飽和脂肪酸、棕櫚烯酸。

特質：深黃色，主產於澳洲；味重如堅果味、質地頗厚、滋潤性佳。

概說：

　　它含有皮膚形成油脂保護層所必備的營養素，最重要的是油性溫和不刺激皮膚，延展性良好，有油膩感，同時滲透性良好，對各種精油溶解度高，因此使用上很方便，只需添加10%在植物油的配方即可。

適用：

　　可以做保濕霜，可以使肌膚柔軟而有活力，保護細胞膜及滋潤、保濕。身體護膚乳液也可以加澳洲堅果油，增加它的潤滑度以及滋養度。

Essential Oils 精油全書

酪梨油 Avocado Oil

成分：礦物質、蛋白質、維生素A、B、B2、D、E以及卵磷脂。

特質：甜甜的水果香，帶有些油脂感以及果實的味道。味較重、顏色偏綠，並不適合單獨使用，10%的量便足夠。主要產於美洲赤道地區。

概說：

它營養度極高，從乾燥的果實壓榨的酪梨油，營養素豐富、質地較重，屬滲透較深層的基礎油。

中南美洲的印加文明時期，當地人即發現它豐富的營養素，是他們主要的食物之一。

適用：

適合乾性皮膚、敏感性、缺水、濕疹肌膚使用。在臉部的使用上，它可以做清潔乳，深層清潔效果良好，對新陳代謝、淡化黑斑、消除皺紋均有很好的效果。

橄欖油 Olive Oil

成分：單不飽和酸、多不飽和酸、飽和脂肪酸、蛋白質、維生素E。

特質：呈淡黃色，溫和不刺激，但有一些苦味。沿地中海岸栽植的品種，品質最佳。

概說：

橄欖食用油含有大量不飽和脂肪酸，對心血管循環效果極佳。不過芳香療法用的橄欖油則必須經過冷壓萃取過，與食用油不一樣。由於刺激性極低，對陽光曬傷有緩和功能，可用於小孩子，不過因為有點味道，在芳香療法上，目前僅使用於減肥、老化、曬傷及各種風濕、關節扭傷的較多。

氣味強烈，油質黏重，較難做按摩，多用做護髮。

適用：

可製成護髮油、防曬油，可使皮膚變得柔軟有彈性。

二、特殊用處的治療用油

玫瑰籽油 *Rose hip seed Oil*

成分：γ-亞麻油酸、脂肪酸、檸檬酸以及維生素A、C。

特質：深黃或淡褐色，淡淡的苦味。萃取自智利野薔薇果實的品質最佳。

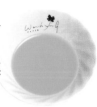

概說：

南美洲三千公尺以上的高山，原住民栽種的無污染薔薇，當地人稱作Rosa mosqueta。它最重要的成分是含有γ-亞麻酸油，這種必需脂肪酸，對生殖系統非常有幫助。在食用上，它抗老化的功能也漸漸被發掘，所以對多發性硬化症、關節炎、高血壓與膽固醇過高都有效。

使用：

一般肌膚、老化肌膚使用，有柔軟肌膚、美白、防皺以及對妊娠紋皮膚不錯。具組織再生的功能，能有效改善疤痕、暗沈、青春痘。對保持皮膚水分功效卓著，也可以預防日曬後色素沉澱，曬傷甚至對牛皮癬、溼疹都有效；添加10%就夠了，若非常乾燥或老化肌膚可用100%。

月見草油 *Evening Primrose Oil*

成分：γ-亞麻油酸、鎂、鋅、維生素C、E、B6以及菸鹼酸。

特質：深黃色，有點藥草味、壓榨月見草種子而得。

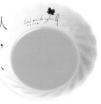

概說：

原名晚櫻草，傍晚開花天亮凋謝，北美洲東部乾燥地區常見的植物。是印第安人的傳統藥草之一，兩百多年前才傳到歐洲。它是一種可以調合基礎油與精油的油脂，具有多項治療功能；雖然它最常被拿來製作膠囊內服，用在治療心血管疾病及PMT、更年期，在芳香療法的用法中，它調和乳液、乳霜，改善溼疹、牛皮癬。

使用：

可改善溼疹、異位性皮膚炎、濕疹、傷口癒合，幫助指甲發育、解決頭皮問題。只需添加10%的劑量於植物油中。

Essential Oils 精油全書

聖約翰草油 *St.John wort Oil*

成分：金絲桃素、黃酮、丹寧酸、氧二苯甲酮、單烯。

特質：紅色，將花苞放在油脂中浸泡過濾而得，有淡淡的草味。

概說：

聖約翰草，又稱金絲桃；它是園藝學、植物學與醫藥學長期研究的主題。在南美洲的原住民，以這種植物發展出許多神祕的民族神話；在使用上也研究出不同的地域、品種、栽培環境及食用部位，而有不同的效用。

在食用上，像南太平洋的原住民，將它拿來當鎮靜劑使用，已超過三千年。所以它很早就被用來治療感冒、梅毒、結核、痢疾等疾病；在西方，西元前二千年前希臘人也懂得以它來治療輕度憂鬱症；在德國以聖約翰草提煉出金絲桃成分，作為抗憂鬱劑，已有很好的成就。美、德等科學家發現其除能有效對抗憂鬱之外，還可以對抗愛滋病毒的其中一種。

使用：

它對皮膚創傷、燒燙傷、割傷、曬傷、蚊蟲咬傷以及瘀傷都有很好的效果。具有止痛、抗發炎的功效，對肌肉疼痛、關節炎、痛風、風濕都不錯；油性頭皮(髮)、頭皮屑、青春痘、溼疹、靜脈曲張，只要10-50%的劑量。

如何選擇基礎油：

1. 以膚質選擇：

油性：甜杏仁油、杏桃仁油、荷荷芭油

乾性：酪梨油、小麥胚芽油

敏感性：甜杏仁油

老化：小麥胚芽油

皺紋：酪梨油

青春痘：荷荷芭油

2. 以使用範圍選擇：

全身：甜杏仁油、杏桃仁油

臉部：甜杏仁油、杏桃仁油、荷荷芭油

局部：小麥胚芽油、酪梨油

※小麥胚芽油、酪梨油、荷荷芭油在調配時只須占調配油的20%；小麥胚芽油、荷荷芭油最能保存精油的使用期限。

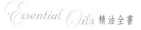

金盞花浸泡油 Calendula

成分：類黃酮、皂質、三帖烯醇。

特質：特質：黃綠色、味苦，帶一些木質味以及麝香味。

概說：

　　金盞花的精油很難取得，以CO_2萃取的金盞花精油，相當昂貴，一般常見是以整個花朵浸泡在油脂中，做成金盞花浸泡油。它對皮膚有很好的滋潤、抗炎、細胞再生作用，因此經常在傷口護理或處理曬傷、青春痘、濕疹等，以金盞花調成的乳霜會有美麗的金黃色。

使用：

　　青春痘、皮膚凍傷、尿布疹、皮膚病、皮膚疤痕、靜脈曲張以及擦傷都有效；所以加入乳霜、潤膚水，可添加15-25%或純劑使用。

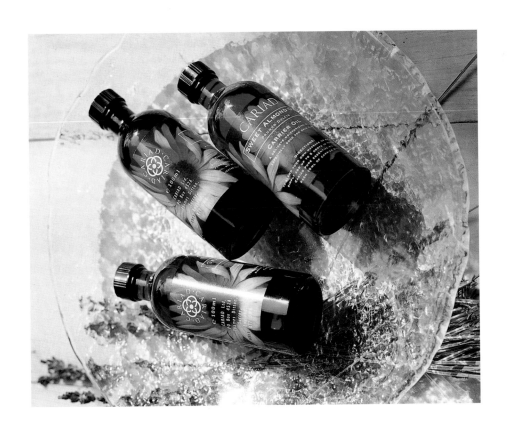

Essential Oils 精油全書

精油和陰陽學的關係

所謂身心靈的平衡，就是指身體的、心理的、精神的三方面達到和諧的狀態。這也是芳香療法的觀念與價值所在。芳香療法與藥草醫學、順勢療法的原理相同，屬於自然療法的一部分，所以基本架構建立在生命、陰陽以及自然三方面。

在中國有「氣」的學說，西方世界也有「生命能量」之說，印度瑜伽裡的「帕那」，其實可以統稱為「生命力」。換句話說，萬物生長存在都有它的特質與原因，也有它存在的價值。萃取於植物的精油，就是依照這種原理為人類所運用，精油的屬性是什麼，與人體交互作用之後，就會產生效果，甚至相同的精油使用在不同屬性的人體之中，會產生不同的作用。例如，有些人會對某些氣味感到快樂，有些人卻可能沒有明顯的反應。

生命是有機體，會隨著不同的個體而產生不同的特質，人如何運用身體，如何照顧它，就會表現不同的特徵，它是一個一直在變化與維持平衡穩定的有機體。人類生命力的展現，就是身體在健康的狀態下，所有正面生理能量的發生。身體健康表示體內和諧，就是維持在互相作用時的平衡狀態，例如，造成現代人最大死因的癌症，是人體某個部分的細胞不斷增生，無法與體內其他細胞互相作用，讓身體無法平衡，使人產生不適感，無法正常生活。目前，癌症是一種無法治癒卻有可能和它維持平衡狀態，讓生命延續下去的疾病，生命力也在此時展現。

什麼是順勢療法？

順勢療法是哈納門大夫在十九世紀末的研究項目。順勢療法藥物用作預防藥可以增強病人的體質，幫助病人避免受某些疾病的感染，例如，一些慢性疾病。順勢療法採用3000種以上不同的原料(它可以是昆蟲、有毒動物、含有毒性的植物、化學分子)，所以有人又說它是一種以毒攻毒的療法。

陰陽學說是中國古老的智慧，它的原則在萬事萬物都有陰陽之分，存在於宇宙的任何地方、每一個角落。陰陽的宇宙說是：太極生兩儀、兩儀生四象、四象生八卦，兩儀就是指陰陽。例如，種子這種極小的生命，也有它的陰陽，也需要陰陽，它生長所需土是陽、水是陰，發芽後向下扎根是陰、向上生長是陽，開花結果花是陰、果是陽，果實成熟是陰、掉落至土是陽，宇宙生命生生不息、循環演變，有句詩說：「化作春泥更護花」，最能說明這個道理。

陽的涵義是指雄性、熱、光、乾、刺激、主宰；陰就是雌性、冷、暗、濕、鎮定、輔助。以人體來看，男人是陽，女人是陰；器官中，肝、心、腎、胃是陰；膀胱、腸、膽是陽，所謂陰陽協調，百病不生。對植物而言，也因生長環境的不同而分陰陽，植物精油更因萃取部位的不同分陰陽，例如，黑胡椒、檀香、乳香因氣味的關係，歸爲陽性；玫瑰、洋甘菊、伊蘭伊蘭等花瓣精油，則屬於陰性精油。

了解精油以及人體器官的陰陽屬性，在運用精油時，可以有效調和不同的精油。例如，受風寒發冷，可以用陽性精油如黑胡椒或薑搭配治療，民間常以「紅糖薑湯」驅風寒。

屬於陽性植物精油的有：
佛手柑、葡萄柚、檸檬、橘子、紅柑、檸檬馬鞭草、黑胡椒、檀香、乳香、茉莉、肉桂、沒藥、茶樹、尤加利

屬於陰性植物精油的有：
天竺葵、玫瑰、洋甘菊、伊蘭伊蘭、橙花

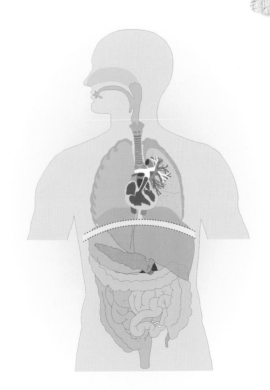

心、肝、胃是陰性

膀胱、腸、膽是陽性

Essential Oils 精油全書

成功調配精油

加了基礎油的精油稱之爲混合油或複方按摩油，認識了基礎油的種類後，可以依個人的需要，配合體質與生理的變化，別忘了，這氣味最好是自己喜歡的，隨時調整基礎油、純精油的種類與比例，調配出適當的按摩油。再利用按摩的手法(淋巴引流、瑞典式按摩等)，將植物精油滲透至身體內部，達到保健或治療的目的。

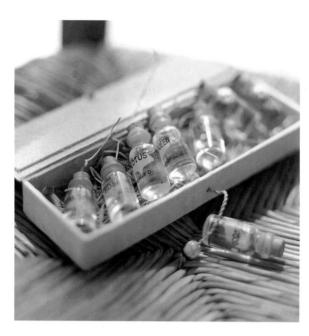

自己動手調配複方精油

不論是調配按摩用的混合油或是自己調配香水，首先你要找出自己喜歡的香味。打開兩瓶精油，拿近鼻下約兩吋的地方，輕輕地轉圓圈，讓不同的香味混合在一起，試試看混合的味道喜不喜歡。如果其中有一瓶的味道太強烈了，把它拿遠一點，再次混合和增加另一種油稀釋你不喜歡的那瓶，試試看別組精油有什麼變化。

一般來說，花香類、柑橘類、異國情調類的精油很容易混合；草本類、木質類和柑橘類的精油也容易混合；辛香類則容易和樹脂類以及木質類精油混合。(詳見本書第三十二頁)

不過，原則並非一成不變，當你越來越得心應手的時候，說不定會有意想不到的效果。

有些精油的味道比較強烈，像是尤加利、薄荷、檸檬，而檀香則比較弱，要花點時間才聞得到。這是由於我們前面提過的揮發性快慢的關係，在調配精油時，考慮不同精油的揮發速度有助於你了解這個混合油的香味能持續多久。

原則爲：

1. 一般肌膚：

   基礎油的量(ml)÷2＝精油的最大滴數

   例如，20ml基礎油約需10滴精油，這滴數是必須包含不同精油的總滴數。

2. 孕婦或敏感性肌膚：

   基礎油的量(ml)÷4＝精油的最大滴數

   20ml基礎油需5滴精油。

3. 嬰幼兒：20ml基礎油的量只需2滴精油

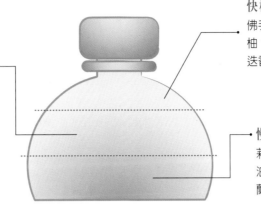

中板精油：洋甘菊、天竺葵、杜松子、薰衣草、松、玫瑰、百里香……等。

快板精油：黑胡椒、羅勒、佛手柑、尤加利、茴香、葡萄柚、檸檬、香茅、歐薄荷、迷迭香、茶樹……等。

慢板精油：雪松、乳香、茉莉、馬鬱蘭、沒藥、橙花油、廣藿香、檀香、伊蘭伊蘭……等。

調和精油時準備一根5ml的茶匙，若爲臉部按摩，大約用一、兩茶匙基底油即可，而身體按摩則約需六茶匙，再依所需的比例調和精油。

精油的揮發速度

雖然稱做精油，摸起來也是油油的，它卻是高揮發性的物質，只要滴在紙上20分鐘，就會完全揮發，例如薰衣草精油；當然也有揮發性較慢的精油。所謂揮發性，指的是物質接觸空氣後消失的速度，也可以作爲人體吸收快慢的判斷，我們可以試著用音樂中的快板、中板、慢板來區分揮發的速度，雖然不是很精確，但卻是一個參考值。

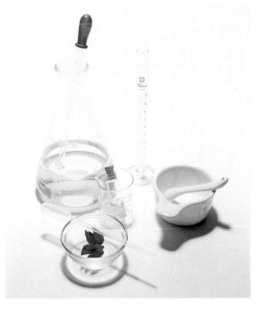

一般判斷的方式是，將精油滴入基礎油中放在室溫下，香氣持續二十四個小時稱快板(Top)精油、七十二小時稱中板(Middle)精油、一個星期以上稱慢板(Base)精油。

一般而言，快板精油香氣較刺激、令人感到振奮，像歐薄荷；中板精油令人感到平衡和諧，薰衣草就是一種；慢板精油像檀香，給人一種沉穩的感覺，適合冥想沉思時使用，印度的修行者即偏愛使用檀香。

如同我們常聽到香水分爲前味、中味與後味，其實香味組合也是依循這些揮發速度快慢來搭配，散發出的香味也依序爲揮發速度較快的，接著是揮發速度中等的，再來是揮發速度最慢的。

Essential Oils 精油全書

氣味相近、植物科屬相似或是揮發速度差不多的，都可以互相搭配，形成所謂的複方精油。使用複方精油的好處在於，功能類似的精油互相調配，可增強功效；功能差異大的精油調和，可擴大療效，好比中藥，也很少用單方。一次使用二、三種不同的精油，不但可以增加香味的豐富性，同時還可以讓功效有加成的效果，對於一些氣味較不好聞卻具有療效的精油，也可藉由其他芳香精油的香氣來調和不好聞的味道，讓人在使用的時候更為舒適。

調製複方精油參考圖：
左右相鄰或與同類相調和，香氣較佳；而花香類可與各類調和。

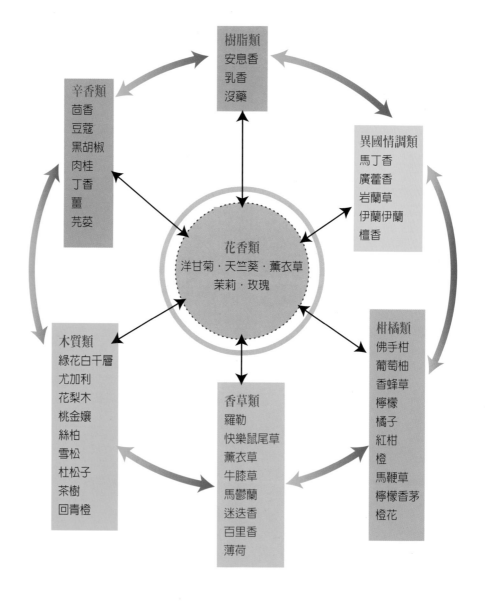

調配原則

了解精油的揮發速度之後，對調配複方精油有很大的幫助。例如，精油的滴數比例、哪一種精油比較相配等，若以功能區分，近似精油有相乘效果，至於計量除了依經驗值外，可以參考快板：中板：慢板的比率是2：2：1。

調配精油時，則需要注意每一種精油之間的功能是否互相牴觸，如果牴觸的話，非但達不到調和精油功效加乘的效果，反而會出現反效果。相鄰或同一類的精油彼此調和會有較佳的效果及香氣。

調製混合油需要哪些工具？
1.基礎油
2.量杯：調配基礎油及精油計量容器
3.精油：3-5種
4.精油瓶：存放按摩油，深藍色、深褐色、深綠色皆可
PS精油本身的瓶裝設計有缺口，可準確的倒出1滴、2滴。

調配混合油的工具：

注意：
考量基礎油氧化程度、精油揮發性、存放環境等問題，調和基礎油與精油時，建議最好只調製當次使用的份量或維持六個月即可。

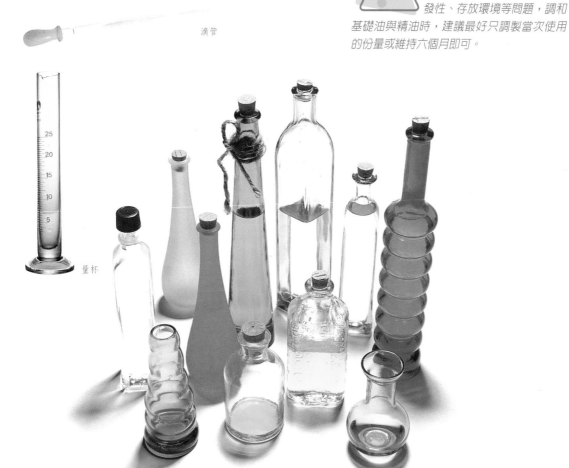

滴管

量杯

可存放按摩油的瓶子

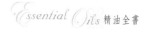
Essential Oils 精油全書

使用的禁忌

　　雖然芳香療法在大部分的國家只是輔助療法，還是有些國家將芳香療法納入醫療的範疇，配合藥物治療，讓身體復元得較快。例如，英國、法國和澳洲。了解精油使用的禁忌，才不會造成遺憾。尤其很多精油中都含有具有毒性的酮，酮向來是孕婦以及嬰兒的禁忌，不宜長期、高劑量使用。

　　使用新的精油前，最好先做皮膚測試，以免過敏。簡易的皮膚測試方法：在10ml的基礎油中加入一滴精油(1%稀釋)，抹在耳後、手肘彎曲處或手腕內側，並在皮膚上停留二十四小時勿洗掉，如果沒有紅腫、刺激反應就表示可接受此種精油。一次最多可以試驗六種精油，但是必須記錄好什麼精油塗在什麼部位，這樣才能確定哪一種是安全的。

　　因為精油的分子極微小，很容易經皮膚滲透入體內，所以用精油按摩可以得到很好的效果。孕婦初期可先用植物油，第四個月再加入精油。嬰兒使用精油按摩要在出生三個月後才能開始。

　　精油通常不能直接塗抹於皮膚上(目前只有薰衣草或茶樹被認為可以安全直接使用)，要經過基礎油稀釋過才能用於皮膚上。除了不能直接接觸皮膚，也不能碰到眼睛，若發生上述狀況，應立刻用大量清水沖洗眼睛並就醫。精油也不適合以口服(需專業指導)，或者是接觸身體一些敏感部位，如直腸、陰道，只有某些精油例外。而且同一種精油最好不要天天使用，數種不同精油交替使用，最好兩週換一次。

授乳的媽媽要謹慎選擇適用的精油。
(新手父母出版提供)

0-6個月嬰兒

　　這個階段的嬰兒能使用的精油種類有限，可以在10ml的甜杏仁油或荷荷芭基礎油中加入一滴的薰衣草或一滴的羅馬洋甘菊或橘子精油，按摩小嬰兒肚子；或使用室內薰香亦可。

*6-12*個月
只可使用洋甘菊、羅馬洋甘菊、薰衣草、桔、橙花、玫瑰。

*1-6*歲
可使用洋甘菊、羅馬洋甘菊、芫荽、薰衣草、橘子、橙花、花梨木和茶樹。

*7-12*歲
除了羅勒外，書中指示的精油都可以用，使用的劑量為大人的1/2即可。

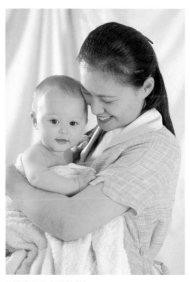

（新手父母出版提供）

*12*歲以上
劑量可與成人同。

哪些狀況下不宜使用精油？

　　懷孕婦女：懷孕初期的婦女不宜使用荷爾蒙類或通經類的精油，原因在於使用這類精油會導致通經，就是月經來潮，至於會不會流產，目前還沒有證據顯示。用基礎油稀釋過的比口服安全得多。

　　另外就是，氣喘病患者最好避免使用蒸汽吸入法，以免發病。

　　除此之外，並非所有的精油都是安全的，仍有部分精油呈現毒性、具有毒素以及讓人上癮，甚至會造成皮膚損傷、抽搐或是流產，直接內服或純劑按摩使用相當危險、不安全。

柑橘類精油(佛手柑和檸檬)通常有敏光性，最好不要在白天使用，尤其佛手柑會持續好幾天，所以不要直接加入水中泡澡。如果本身就有一些黑色素沉澱的問題，像是黑色瘤、老人斑、黑斑、皮膚癌等，應低劑量使用。

Essential Oils 精油全書

選購與保存

　　想知道所有精油的不同味道，可以到精油專櫃去試聞看看，但不一定需要馬上買。你可以知道哪些精油的味道是你喜歡的、哪些精油是你不喜歡的。基本上，初上路的新手，可以考慮買薰衣草、茶樹、尤加利，接下來再考慮想針對哪一方面的需求來選購。試試不同的精油從同類到不同類精油的選購，例如柑橘、香草、木質味……。

　　在英語系國家，精油瓶身會標示英文名、拉丁文、純度、保存期限、批號、使用說明、注意事項等符合GNP的條件。純的單方精油還會標示「100% Pure Essential Oil」，並且用深色的玻璃瓶盛裝(以深藍、綠色與咖啡色為主)。若產品標示為「Aromatherapy Oil」大部分為摻和油或合成油，如果是「Environmental Oil」或「Fragrant Oil」時則為香精，其中精油的含量可能只有百分之二或百分之三，其餘通常為合成香精，在味道上很香，但沒有治療效果，不屬於芳香療法。

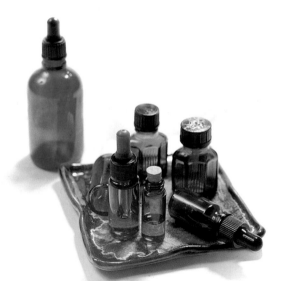

純精油應該使用深褐色、深藍色、深綠色的瓶子，避免直接接觸到光源，遭到氧化，破壞精純度。

夜市賣的一瓶200元精油可不可以買？

目前市面上賣的精油一瓶從200元到上萬元不等，到底判斷的標準在哪裡？

1.植物名稱：每一種植物精油都有它的主產國，像保加利亞的玫瑰精油、印度邁索爾的東印度檀香精油、澳洲的茶樹精油和尤加利精油、法國南部的薰衣草精油……不同的品種，其療效當然不一樣。相同的植物在不同的地區，名稱也不一樣；例如，檸檬草(Lemongrass)，其實它就是台灣俗稱的香茅草，唯有確認拉丁學名，才能保證所買的精油是否源自同一品科。

2.價格：品質純正的精油在蒸餾的過程中，不能添加任何的化學藥劑，因此價格通常

都不會太便宜。在台灣,有進口品牌保證的精油,一瓶10ml的精油最起碼也要新台幣600-800元。萃取不易的花瓣類如玫瑰、洋甘菊、茉莉,價格更貴;因此低價的精油,代表它可能攪雜人工合成的化學香料或非屬於治療級。

3.認證書:國內標榜進口的精油專櫃,大多數都有合格的許可證,如果你還不放心,可以請業者出示原出口國的品質保證書。

4.標籤:瓶身的標籤上光有俗名是不夠的,更講究的還會附上該植物精油完整的拉丁學名。

5.包裝:深色瓶,提供完整的資訊如保存期限、用法、功能、批號。

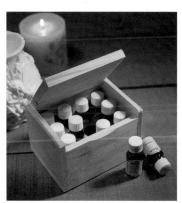

6.薰香:由於精油揮發快,所以純精油滴在水中會立刻散開,溶在水中;而劣質精油會成圓狀懸浮在水面上。

7.味道:有豐富經驗的芳療師可判別品質,一般人的嗅覺由於長期習慣化學合成的香味,因此不見得能立即分辨,但可以學習。

純精油怕光、怕高溫易氧化,除用深色瓶子盛裝外,最好放在恆溫約三十度以下的陰暗處;若要放在冰箱裡,精油會變得有點混濁,因溫差大,最好不要放冰箱,但植物油適合放冰箱。吞入精油可能會致命,所以一定要放在兒童接觸不到的地方。

純精油怕光、怕高溫,要妥善保存。

百分之百的精油通常可以保存個幾年沒有問題,像是檀香、乳香,就跟酒類一樣越久越醇,但是要注意氧化的問題,如果常開蓋子接觸空氣的話,精油就容易變質。不過也有不能久放的精油,像是柑橘類除了佛手柑外,保存期限都只有兩年。

混合基礎油後的精油保存期限較短,約兩個月,所以購買這類精油的時候要特別留意保存期限,如果要延長保存期限,可以在混合油中再添加10%小麥胚芽油,可延長至六個月。

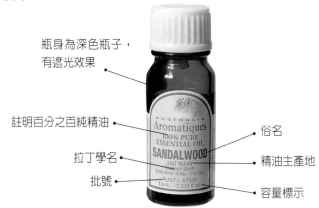

瓶身為深色瓶子,有遮光效果

註明百分之百純精油

拉丁學名

批號

俗名

精油主產地

容量標示

Essential Oils 精油全書

使用方法

精油進入身體的途徑，透過皮膚及嗅覺進入身體，可分三種方法：

一、嗅覺吸收法

精油是揮發性高的物質，於室溫中即可漸漸散布滿室，若以加溫的方式，會更快的充滿空氣中，在呼吸間，即將植物分子吸入體內，這種方法在頭痛、失眠、情緒不穩及呼吸道感染最有效。

1.薰香式－是維護嗅覺順暢、呼吸自然空氣，不受污染物質傷害的最好方式；也可改善環境衛生，淨化空氣，避免感染病菌；香氣可安撫情緒、改善精神狀況如失眠、提升情欲等。

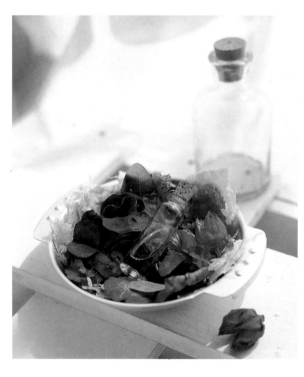

使用方法：

a.薰香的用具以陶瓷做成的薰香台以及無煙蠟燭為加熱的能源，也有插電式的薰香燈，以及不用加水的薰香器，效果類似。

b.將開水或潔淨的水倒入薰香台上方的水盆中，約置入八分滿。

c.選擇一至三種精油先後滴入盆中，一盆水的總滴數約六至八滴。

d.一個薰香台的理想薰香空間約為八坪左右，房間不可完全密閉，需能透氣，內外空氣需能對流。

e.把精油直接加在乾燥花中，或把精油混合基礎油中加進乾燥花中，亦可讓香味持續數天。

2.熱水蒸汽式－透過水蒸汽可以使精油送進肺部循環，進入血液。這種方法對呼吸道感染最有效，但氣喘病患者不宜。

使用方法：

將近沸騰的熱水注入玻璃、陶瓷或不鏽鋼的容器(洗臉盆、碗或杯子)中，滴入4-6滴精油，以大毛巾或衣服蓋住後頸，俯身於容器上方，以口、鼻交替呼吸直到舒適為止，這是治療感冒及呼吸道感染最速效的方法，也是提神、情緒變換最好的方法。

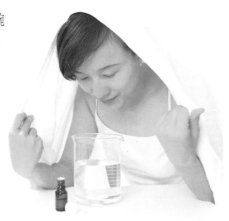

3.手帕式－將3-4滴精油滴在面紙或手帕上，開會、駕車、搭乘飛機、車、船或上課時皆可使用。

4.手掌摩擦式－滴一、兩滴精油用雙手摩擦生熱，可以立即改善疲倦，提振精神。

蒸氣吸入，對呼吸道的感染，如感冒等效果很好。

5.噴霧式－於100ml的噴式容器中注滿純水之後，加5-30滴精油搖晃均勻即可使用。直接噴於人時，由上方45度角往下噴，先後依序為：

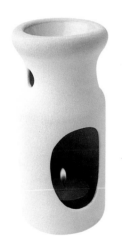

陶瓷香薰台

　　1.要求其先坐下，放鬆心情，閉上眼睛。

　　2.噴其頭頂上空，讓霧氣緩緩降至頭部。

　　3.待其聞到氣味時，才再噴其他的目標，如頭髮、臉及頸，勿噴到眼睛。

二、按摩吸收法

　　精油要經過基礎油稀釋調和後才能使用，經過按摩很快就能被皮膚吸收滲入體內。按摩最好的時機就是在剛洗完澡時，趁著身體微濕時效果最好。按摩時，力道可視需要而有不同，較快較重的按摩如搓揉、拍擊，可提振精神；而輕柔的撫觸、按壓，則可舒壓安撫或幫助睡眠。

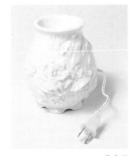

薰香燈

這種方法可運用在臉部護理、全身按摩、減肥健胸、經痛、腹痛、便秘、淋巴引流等。這是一門古老的保養藝術，掌握的原則有三：

　　1. 身體按摩：10ml基礎油5滴精油。

　　2. 臉部按摩：10ml基礎油2-3滴精油。

　　3. 止痛按摩：10ml基礎油50滴，只做局部按摩三天。

Essential Oils 精油全書

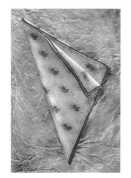

按摩棒，泡腳時可做足部按摩。

三、按敷法

這種方法可適用在表皮問題，如刀傷、擦傷等，像薰衣草可直接用於燙傷的皮膚上。將患處先處理乾淨，擦乾後，直接塗在患處，小疤痕則可使用棉花棒(避免使用塑膠製的棉花棒)，未經稀釋的精油不宜直接塗於較大面積的皮膚上。

每一種表皮上的問題，都有兩種以上的精油可以選擇，可依個人體質來選擇，若症狀在三天後仍無明顯的改善，就必須選擇另外一種精油了。

使用時，需注意避免精油跑進眼睛。

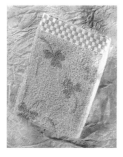

手帕，可把精油點在上面，做直接吸嗅。

1.冷敷：一般用於發燒、流鼻血或運動傷害。頭痛、發燒或流鼻血時，將精油2-4滴在濕毛巾上，置於額頭上，加冰塊或冰袋。在鎮定、安撫皮膚時，用毛巾吸附表層的精油與水，約十五分鐘即可。

2.熱敷：深層潔膚、軟化角質、經痛、神經痛、風濕關節炎、宿醉等有效。經痛時敷於腹部，宿醉敷於前胸肝臟與後背腎臟部位，肌肉痠痛、關節炎、風濕痛、痛風，除熱敷外，還可配合手足、全身的按摩及精油浴或足浴。

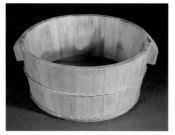

小方巾，用在局部冷敷或熱敷。

3.塗抹：各種外傷、蚊蟲咬傷、止癢、頭痛、止咳化痰、關節炎、風濕痛、香港腳、濕疹、輪癬、膿腫等，直接使用調好的稀釋精油(50ml乳膠＋10-15滴精油)於患部上塗抹或直接將未稀釋的精油擦於患部上。(薰衣草、茶樹、德國洋甘菊)

四、沐浴法

精油可用於泡澡或泡腳，但未經稀釋的精油，有時會損害某些材料的浴盆。浸泡前先將精油攪勻，水溫不能過熱，否則精油會很快蒸發，全身放鬆浸泡約二十分鐘。

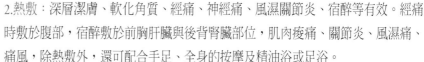

泡腳和坐浴用的木盆，使用的材質要小心，避免和精油起化學變化。

1.盆浴－體質調理、婦科感染問題、泌尿系統感染、香港腳、消除疲勞、風濕關節痛、發燒、血壓問題、提高新陳代謝、減肥等。使用精油沐浴以低於攝氏三十七至三十九度為原則，因為過高的水溫會使精油揮發太快且易使人疲勞，每次浸泡時間為十五分鐘。浸泡時需避免濺到眼睛，使用精油沐浴以適中的水溫為主，放水動作完成之後，才把根據個人當天所需要的精油選好（1-3種），總滴數6-8滴；單方精油也可以用基礎油稀釋過再滴入水中。精油會漂浮於水面，有的精油會擴散，有的凝聚成圓形，此時需用手掌以水平姿勢打散，使精油均勻地分散在水面上，可利用反射原

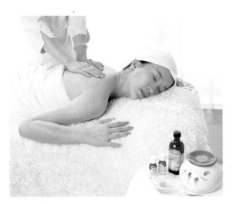
按摩是讓精油進入人體最快的方式。

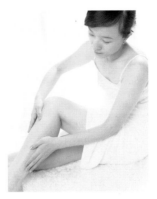
精油稀釋後,可做局部抹擦。

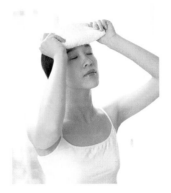
頭痛時,在毛巾滴上
精油做冷敷。

理按摩法,在自己相關的部位,輕柔的按摩,精油的滲透力極強,三分鐘即抵達真皮層,五分鐘抵達皮下組織,隨著我們的血液運行全身。

2.足浴-對於工作疲累導致的足部浮腫、感冒、冬天雙腳寒冷,都可以利用精油4-6滴泡腳來舒緩症狀,由於精油屬於濃縮性質,所使用的足浴浴盆,最好是不鏽鋼材質,若是塑膠材質的則比較不理想。足浴時是進行足部病理反射按摩最好的時候,只要輕柔的按摩或者加入彈珠輕踩就可以了。

3.臀浴-是生理保健的最佳方法,將配好的配方以溫水進行灌洗,這樣可以預防很多的婦科問題及疾病的產生。

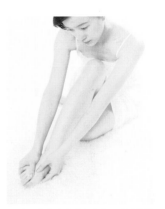
對於工作導致的足部疲累,可以藉精油按摩舒緩不適。

由於精油不溶於水,使用前需搖勻,或先將精油溶於保濕蜜中,再倒入純水中。可製成保濕化妝水或改善空氣品質,使人精神一振。

4.淋浴-三溫暖或其他的沐浴法都可以利用純植物精油,把沐浴精倒入絲瓜布中再滴入3-4滴精油,搓洗全身。

5.灌洗-特別針對很多婦科問題,100ml的純水滴入五滴的純精油。

Essential Oils 精油全書

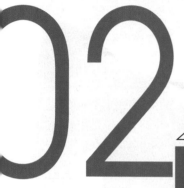

02

Essential Oils

精油療效的實踐

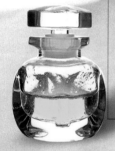

芳香療法的香精油除了怡人香味外,它的真正魔力是對人體的各部位系統產生療效,進而使我們病痛得到紓解與改善。在本章中,我們列出精神系統、呼吸系統、消化系統、肌肉/關節、皮膚系統、泌尿/生殖,以及女性朋友關心的美容保養,共七大課題,提供一般人常見的症狀及適用的配方表。

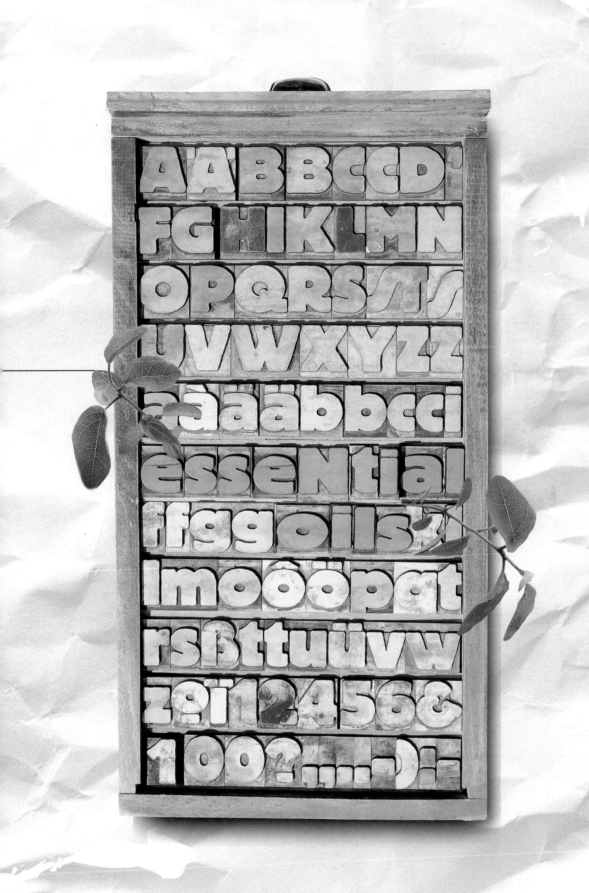

神經系統

芳香療法最具特色的功能，恐怕就是神經系統了；因為薰香是精油使用中較簡單又能迅速感受到芳香療法魔力的方式。

嗅覺，一直以來是人類或其他動物最敏感的器官；氣味，除了影響心理層面之外，使心情變好，進而對身體有一定的影響。

以下就幾個常見的精神層面造成的問題，提出簡單的配方。

壓力

使用精油：薰衣草、伊蘭伊蘭、檀香、甜橙、羅馬洋甘菊、回青橙、橙花、佛手柑、花梨木、快樂鼠尾草、羅勒、葡萄柚、馬丁香、紅柑、百里香、天竺葵、馬鬱蘭、香蜂草、安息香、玫瑰、岩蘭草、胡蘿蔔種籽、茉莉

配方：

●薰香

薰衣草4滴+橙花2滴+回青橙2滴

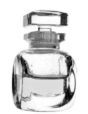

●泡澡

甜橙2滴+薰衣草3滴＋花梨木3滴

●按摩

甜杏仁油10m1＋葡萄籽油10m1+甜橙4滴＋薰衣草4滴＋伊蘭伊蘭2滴

全身無力

使用精油：檸檬、迷迭香、橙花、伊蘭伊蘭、快樂鼠尾草、薰衣草

配方：

●薰香

1.檸檬3滴＋迷迭香2滴＋橙花3滴

2.伊蘭伊蘭2滴+快樂鼠尾草2滴+薰衣草4滴

●泡澡

伊蘭伊蘭2滴+快樂鼠尾草2滴+薰衣草4滴

●按摩

甜杏仁油10m1+杏桃仁油10m1+伊蘭伊蘭3滴+快樂鼠尾草2滴+薰衣草5滴

煩悶・不安

使用精油：薰衣草、佛手柑、羅勒、歐薄荷、肉桂、檸檬草、檀香、快樂鼠尾草

配方：

●薰香

1.羅勒2滴+歐薄荷3滴+佛手柑3滴

2.薰衣草3滴+佛手柑2滴+快樂鼠尾草3滴

●泡澡

甜橙3滴+快樂鼠尾草2滴+薰衣草3滴

●按摩

甜杏仁油16m1+小麥胚芽油4m1+佛手柑3滴+快樂鼠尾草3滴+薰衣草4滴

失眠

使用精油：薰衣草、佛手柑、羅馬洋甘菊、馬鬱蘭、橙花、檀香

配方：

●薰香

薰衣草3滴+佛手柑3滴+檀香2滴

●塗抹臉

荷荷芭油10m1+佛手柑1滴+馬鬱蘭1滴+橙花3滴

焦躁

使用精油：薰衣草、檀香、天竺葵、檸檬、花梨木、岩蘭草、橘子

配方：
●薰香

薰衣草3滴＋檀香2滴＋天竺葵3滴

●空間噴霧

純水100m1+天竺葵10滴+薰衣草10滴+橘子10滴

●泡澡

天竺葵3滴+薰衣草3滴+橘子2滴

●按摩

小麥胚芽油4m1+葡萄籽油16m1+薰衣草5滴+檀香5滴

●塗抹(於太陽神經叢區)

荷荷芭油10m1+薰衣草2滴+檀香1滴+天竺葵2滴

興奮

使用精油：佛手柑、薰衣草、歐薄荷、檸檬、迷迭香、羅勒

配方：

●薰香

佛手柑3滴+歐薄荷2滴+薰衣草3滴

●塗抹

荷荷芭油10m1+佛手柑3滴+羅勒2滴

憂鬱

使用精油：伊蘭伊蘭、茉莉、玫瑰、歐薄荷、甜橙、檸檬、橘子、薰衣草

配方：

●薰香

檸檬5滴+歐薄荷3滴

●按摩

甜杏仁油10m1+葡萄籽油10m1+薰衣草5滴+橙5滴

●蒸汽

伊蘭伊蘭1滴+茉莉1滴+橘2滴

●泡澡

檸檬4滴+歐薄荷2滴+伊蘭伊蘭2滴

●塗抹

葡萄籽油10m1+伊蘭伊蘭2滴+茉莉1滴+橘子2滴

驚嚇

使用精油：尤加利、歐薄荷、檸檬、杜松子、天竺葵、茶樹、迷迭香、甜橙、伊蘭伊蘭、檀香、岩蘭草

配方：

●薰香

伊蘭伊蘭2滴+甜橙3滴+天竺葵3滴

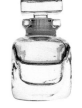

●泡澡

伊蘭伊蘭2滴+甜橙3滴+天竺葵3滴

●按摩

甜杏仁油10m1+葡萄籽油10m1+迷迭香4滴+甜橙6滴

恢復精神、改變心情

使用精油：迷迭香、檸檬、歐薄荷、佛手柑、橙、杜松子、檸檬草、羅勒、花梨木

配方：

●薰香

1.羅勒2滴+檸檬4滴+歐薄荷2滴

2.甜橙3滴+歐薄荷3滴+檸檬草2滴

強化注意力

使用精油：歐薄荷、甜橙、迷迭香、回青橙、杜松子、廣藿香、檸檬、羅勒

配方：

●薰香

1.歐薄荷2滴+檸檬3滴+迷迭香3滴

2.甜橙4滴+迷迭香2滴+羅勒2滴

3.伊蘭伊蘭3滴+廣藿香2滴+檸檬3滴(被周遭的雜音干擾、缺乏注意力時)

●泡澡

伊蘭伊蘭2滴+迷迭香4滴+羅勒2滴

●按摩

甜杏仁油10m1+葡萄籽油10m1+薰衣草4滴+甜橙4滴+馬鬱蘭2滴

Essential Oils 精油全書

緊張

使用精油：天竺葵、甜橙、伊蘭伊蘭、薰衣草、橙花、佛手柑、回青橙、檀香、花梨木

配方：

●薰香

伊蘭伊蘭2滴+甜橙3滴+薰衣草3滴

●泡澡

佛手柑2滴+薰衣草3滴+天竺葵3滴

增強記憶力

使用精油：迷迭香

配方：

●薰香

迷迭香4滴+羅勒4滴

●蒸汽

1.迷迭香2滴+尤加利1滴+檸檬1滴

2.歐薄荷1滴+檸檬草1滴+迷迭香2滴

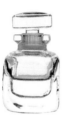

消除疲勞

使用精油：薰衣草、絲柏、杜松子、天竺葵、迷迭香

配方：

●泡澡

薰衣草4滴+天竺葵4滴

●按摩

甜杏仁油10ml+葡萄籽油10ml+杜松子5滴+薰衣草5滴

環境

使用精油：沒藥、快樂鼠尾草、尤加利、絲柏、天竺葵、薰衣草、橙花、茴香、佛手柑、歐薄荷、檀香、檸檬草、廣藿香、岩蘭草

配方：

●薰香

檸檬草2滴+歐薄荷3滴+佛手柑3滴

空氣清淨

使用精油：歐薄荷、甜橙、佛手柑、檀香、葡萄柚、杜松子、茶樹、沒藥、尤加利、檸檬、薰衣草、檸檬草、迷迭香、絲柏、橙花、伊蘭伊蘭

配方：

●薰香

1.檸檬4滴+尤加利4滴

2.歐薄荷3滴+尤加利3滴＋檸檬草2滴

3.茶樹3滴+迷迭香3滴+葡萄柚2滴

●芳香噴霧

30滴前述的任一種配方與100ml礦泉水混合後用噴霧器噴灑在室內。

防蟲

使用精油：絲柏、杜松子、尤加利、薰衣草、天竺葵、廣藿香、雪松、歐薄荷、檸檬、羅勒、檸檬草、丁香

配方：

衣物防蟲

雪松15滴+薰衣草15滴

驅趕蟑螂

薰衣草10滴+檸檬10滴+歐薄荷10滴

驅趕白蟻

丁香15滴+薰衣草15滴

驅趕蚊蠅

檸檬草8滴+歐薄荷7滴+天竺葵8滴+羅勒7滴

防蟲噴霧

依上列配方任一種30滴與100ml純水混合後噴灑；或取4-6滴於棉花球上。

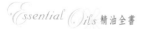

呼吸系統

呼吸系統最常見的毛病是流行性感冒引發的鼻炎、喉炎……等相關症狀以及肺炎、支氣管炎、氣喘。

治療的方法以蒸汽吸入法和熱敷為主，少部分要用到精油按摩。精油最大的特色就是有抗菌特質，對呼吸系統病症中最常見的痰、痙攣、咳嗽最有效，所以人們最容易患的流行性感冒，以芳香療法來治療是很好的選擇。

尤其醫學界早已證明尤加利精油對A型流行性感冒有很好的效果，其他像佛手柑、黑胡椒、快樂鼠尾草、歐薄荷、百里香、松、茶樹、薰衣草以及檸檬等，都是治療呼吸系統毛病的上選精油。

使用精油：佛手柑、黑胡椒、快樂鼠尾草、歐薄荷、沉香醇百里香、綠花白千層、桃金孃、尤加利、檸檬。

氣喘

說明：肺部支氣管痙攣，造成呼吸困難。通常由灰塵、小羽毛等過敏原造成，也有些是遺傳性的原因。氣喘通常是突發狀況，所以治療的原則是迅速吸入精油，患者最好隨身攜帶聞香瓶，若臨時找不到瓶子可以滴在手帕或紙巾上，以吸入法緩和呼吸；或是經常在家中薰香以降低氣喘發生機率。

另一種氣喘是壓力與憂鬱造成，因此長期保養保持身心平衡的芳香按摩及薰香有效。

配方：按摩法：杏桃仁油20ml＋佛手柑5滴＋洋甘菊2滴＋尤加利3滴(可用薰衣草、快樂鼠尾草薰香搭配)

支氣管炎

說明：最常見的兩個症狀是咳嗽與痰。支氣管炎分慢性與急性，最好的保養方法是長期按摩胸與背，並且注意減少牛乳製品及精製食物的食用，若患急性支氣管炎，應盡快薰香以及蒸汽吸入，緩和發作時的症狀。

配方：按摩法：杏桃仁油10ml＋茶樹2滴＋百里香1滴＋薰衣草1滴(可用乳香、迷迭香、沒藥、松，薰香或吸入)

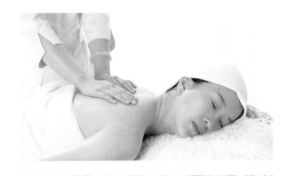

感冒、咳嗽、喉嚨痛、頭痛

說明：傳染感冒的病毒不下五十種，還有許多變種，幾乎是防不勝防，最好的方式是增強免疫力，在病症未發作時，就將病毒殲滅。感冒最常見的症狀是咳嗽、喉嚨痛、流鼻水、痰以及頭痛。若病毒肆虐嚴重還會引發肺炎、鼻竇炎、耳痛發炎或是支氣管炎。攝取大量的維生素C是抵抗病毒的好方法，最好的芳香治療是薰香、漱口及泡澡，增強免疫力。

配方：

1. 薰香法：薰燈＋薰衣草2滴＋尤加利4滴＋檸檬2滴

2. 泡澡：水一缸＋薰衣草4滴＋尤加利4滴(或以檸檬、迷迭香、松、茶樹、馬鬱蘭、羅勒、百里香取代)

Essential Oils 精油全書

3.按摩法：甜杏仁油10ml＋茶樹1滴＋薰衣草2滴
＋檸檬1滴＋尤加利1滴(或以迷迭香、松取代)
4.吸入法：熱水一盆或手巾＋薰衣草1滴＋迷迭香
1滴(可用歐薄荷、尤加利、茶樹取代)

咳嗽

配方：

1.按摩法：(甜杏仁油10ml＋檀香3滴＋
茶樹1滴＋絲柏1滴，或以薰衣草
取代)

2.薰香(薰燈＋檀香3滴＋絲柏1滴
＋松1滴(或以薰衣草取代)

3.吸入絲柏香氣

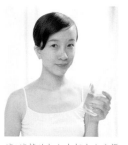
絲柏

喉嚨痛

配方：

1.按摩法：(甜杏仁油15ml＋薰衣草3滴＋松1滴＋
快樂鼠尾草2滴(可用洋甘菊、檀香、檸檬取代)

2.吸入法：一杯熱水＋薰衣草1滴＋松1滴＋沒藥1
滴(或以洋甘菊、百里香、松、尤加利、檀香、
薑、天竺葵取代)

3.漱口法：一杯溫水＋茶樹2滴

頭痛

配方：

按摩法：甜杏仁油10ml＋薰衣草3滴＋歐薄荷2滴
(可用迷迭香、馬鬱蘭、洋甘菊取代)

扁桃腺炎

說明：扁桃腺為鏈球菌感染發炎化膿，並感染喉
嚨附近造成喉頭炎。使用強力殺菌效果的精油漱
口是快速的治療法。

配方：

1.蒸汽吸入法：一盆水＋百里香3滴＋檸檬2滴＋
歐薄荷1滴

2.以5ml的沒藥酊劑加入一杯水漱口，效果優

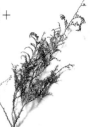

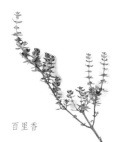
滴2滴精油加入水杯中充分攪
拌均勻，漱口不要吞食。　　百里香

鼻竇炎

說明：鼻子上方的鼻竇容易遭受感染受阻塞，使
得聲音聽起來平平的，嚴重時會發燒並引起腦
膜炎。急性鼻竇炎應緊急送醫治療，慢性鼻
竇炎應有長期薰香或每天都以吸入法暢通
鼻子的耐心。症狀嚴重時可輕輕按摩
舒緩。

配方：

1.吸入法：水蒸汽或手巾＋迷迭
香3滴＋天竺葵1滴＋尤加利1滴(可用百
里香、歐薄荷、茶樹、羅勒、杜松子取代)

2.按摩法：甜杏仁油10ml＋迷迭香2滴＋天竺葵1
滴＋尤加利1滴＋歐薄荷1滴

迷迭香

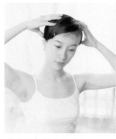
用指腹力量按摩頭部

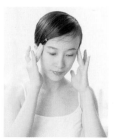
搭配頭痛精油配方，輕輕
按摩頭部兩邊的太陽穴。

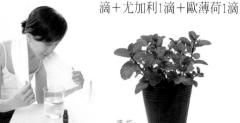
靠近水杯做深呼吸。

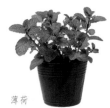
薄荷

消化系統

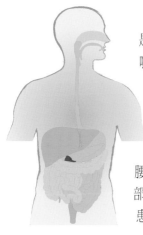

消化系統指的是唾液分泌、口腔咀嚼、腸胃道分解吸收以及排泄等幾個部位。芳香療法運用於消化系統上，就可分為薰香、背部腰部脊椎按摩、胃部腹部熱敷或按摩，或浸泡患部等。

消化系統是人體消化吸收食物養分最主要的器官，而芳香植物早在千年前就為人類烹調食物所用，如迷迭香、茴香、歐薄荷和豆蔻等；而在傳統的中藥裡，例如，茴香可刺激胃腸神經血管，促進消化液分泌，有健胃、行氣的功效。植物精油抗痙攣、舒緩功能，與中藥療效有異曲同工之妙。

反胃

說明：反胃的原因很多，常見的消化不良引發的，如果是懷孕反胃，不適用以下配方應特別注意。

配方：

1.吸入法：手巾＋薑1滴＋檸檬1滴(可用丁香、薑、歐薄荷、豆蔻取代)

2.塗抹法：甜杏仁油5m1＋丁香2滴(以順時針方向按摩)

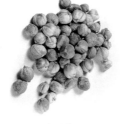

白豆蔻

腹瀉

說明：腹瀉的幾種原因包括病毒感染(感冒時，也常會有腹瀉狀況)，或食物不潔或同時吃多種食物，暴飲暴食；或是神經過敏以及壓力、情緒不穩造成的腹瀉。幾個類型的腹瀉都是用腹部按摩來處理，只是所使用的精油稍有不同。

配方：

1.食物－甜杏仁油10m1＋尤加利1滴＋歐薄荷2滴＋百里香2滴

2.病毒－甜杏仁油10m1＋薰衣草2滴＋檸檬2滴＋茶樹1滴

3.過敏(壓力)－甜杏仁油10m1＋薰衣草2滴＋天竺葵2滴＋洋甘菊1滴

薄荷

脹氣

說明：消化系統最容易排氣不良，或有些食物容易產生空氣，甚至開刀、服用抗生素也會產生脹氣。

配方：塗抹法：甜杏仁油5m1＋薰衣草1滴＋羅勒2滴，以順時針方向塗抹在腹部。

口臭

說明：可分為消化不良與口腔不潔等幾個因素影響，當然還有一般俗稱的火氣大，這跟胃也有關係。

配方：漱口：水1杯＋檸檬1滴＋薰衣草1滴＋歐薄荷1滴

Essential Oils 精油全書

痔瘡

說明：肛門口附近的靜脈曲張，通常是久未排便引起，與飲食、生活習慣有很大的關係。

配方：浸泡法：水1公升＋絲柏2滴＋天竺葵1滴＋廣藿香1滴

廣藿香

打嗝

說明：消化不良的一種。

配方：吸入法：手巾＋薰衣草2滴＋檸檬1滴(或以茴香、洋甘菊取代)

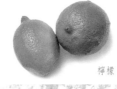
檸檬

消化不良

說明：若長期有不易消化的症狀，改變飲食與多喝花草茶如洋甘菊或歐薄荷是一種好方法。經常順時鐘方向按摩腹部。

配方：按摩法：甜杏仁油5ml＋薰衣草2滴＋馬鬱蘭1滴(或以洋甘菊取代)

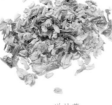
洋甘菊

嘔吐

說明：應先了解是食物、情緒還是流行性病毒引起的嘔吐。以按摩或熱敷胃部最有效。

配方：

1.病毒－甜杏仁油10ml＋黑胡椒2滴＋洋甘菊1滴＋馬鬱蘭1滴

2.情緒－甜杏仁油10ml＋薰衣草2滴＋檸檬1滴＋歐薄荷1滴

肌肉／關節系統

痛風

說明：痛風發生是由體內尿酸蓄積，疼痛的特徵是腳拇趾跟腫大、劇痛，更嚴重者還會引發腎臟炎。如果疼痛的主要原因是飲食引起的，除了避免再次使用發病的食物外，徹底改變日常飲食習慣也非常重要。

配方：

按摩：甜杏仁油5ml＋松2滴＋百里香2滴

風溼／關節炎

說明：治療風濕症最重要的就是早期發現早期治療，一旦發現有左右手腕關節或手指關節腫痛、足部與膝蓋關節疼痛、早上睡醒時兩手無法隨意志活動等症狀，便疑似罹患風濕症。芳香療法針對此症狀提供最佳精油如，杜松子、絲柏、茴香。

配方：

沐浴法：水一缸＋杜松子2滴＋絲柏3滴＋茴香3滴

排毒／強化肝功能

說明：記憶力減退、頭暈、心跳加速、失眠、容易生病　這些症狀都是現代人工作、生活壓力太大形成的文明病。很多人在不知不覺的情況下以西藥來解決，結果是造成肝、腎等器官累積毒素，導致功能異常。芳香療法可以促進細胞新陳代謝，幫助體內排毒。

配方：

1.沐浴法：水一缸＋茴香1滴＋絲柏4滴＋杜松子2滴＋檸檬2滴

2.按摩：甜杏仁油30ml＋茴香3滴＋絲柏3滴＋杜松子2滴＋檸檬2滴

皮膚系統

皮膚可說是人體最大的器官，功能不只是保護覆蓋我們的身體而已，它還有吸收、排泄等功能。在芳香療法中談到皮膚，大都是談老化以及美容保養，所以我們將在下一章談這個題目，在這一章我們專門談一般皮膚疾病的處理以及護理，例如，疥癬、傷口……。另，有些皮膚疾病頗為複雜或者沒有根治的方法，這裡提的芳香療法，幫您做癒後的護理及減輕症狀。

皮膚除了可調節身體冷熱、隔絕水或一些有機體進入身體外，它還會分泌一種油脂及汗水，所以有排除身體毒素的能力，排汗就是排毒最直接的方式之一。如果體內有大量的毒物要透過皮膚排除，而超過皮膚所能負荷的限度，就會反應出來，例如，痤瘡、過敏等皮膚最常見的問題。

較常見的幾種皮膚病以及皮膚受傷的運用有以下幾種：

膿瘡

說明：皮膚化膿時，最先處理的是將化膿擠出，最有效的方法是將有消炎作用的精油如薰衣草、茶樹等，敷在患處，可減輕疼痛及預防感染擴散。

配方：
1. 熱敷法：熱毛巾＋薰衣草2滴＋茶樹2滴＋檀香2滴(或可以沒藥、檸檬、杜松、洋甘菊取代)
2. 塗抹法：95蘆薈膠10ml＋薰衣草5滴＋茶樹5滴

檀香

香港腳

說明：香港腳即是黴菌感染，這種黴菌喜歡在溫暖潮溼的地方孳生，所以住在亞熱帶的台灣人，很多人都感染過香港腳，除了在腳趾間發作外，也有可能在手指間、鼠蹊部、頭皮。黴菌不容易根治，即使西醫中的抗生素都沒有可以根治香港腳的藥。所以有殺菌效果的薰衣草、茶樹、百里香以及有乾燥作用的沒藥都是很好的嘗試。

配方：浸泡法：水1公升＋茶樹2滴＋沒藥1滴＋薰衣草1滴

水泡

說明：切記勿將水泡直接戳破，雖然大部分的人都會忍不住有刺破水泡的衝動。但是，直接將精油輕拍患部是最好的方法。

配方：直接塗抹法：薰衣草1滴＋洋甘菊1滴(或以稀釋的茶樹、檸檬、沒藥取代)

沒藥

瘀青

說明：表皮未破但微血管已經破裂的瘀傷或腫塊，可先用冷、熱敷交互使用，再用精油擦拭。

配方：塗抹法：95蘆薈膠10ml＋薰衣草2滴＋德國洋甘菊2滴(或可用迷迭香、天竺葵、馬鬱蘭、絲柏、牛膝草取代)

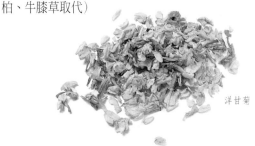

洋甘菊

燒燙傷

說明：燒燙傷分三級，這裡只談較輕微以及局部的一級燒燙傷處理，較嚴重的燒燙傷應趕緊送醫院。即便是輕微的燒燙傷，也應該先用冷水浸泡患部。更重要的是避免傷口感染。

配方：直接塗抹：薰衣草。

橘皮組織

說明：這種症狀好發於大腿周圍，是脂肪堆積的結果，所以常在減肥的篇章看到解決橘皮組織的方法。但這種症狀跟一般的脂肪堆積不同是導因於毒素堆積的影響，也跟荷爾蒙、淋巴系統循環不良有關，所以幾乎所有的成年女性多少都有這種困擾。

因為這種症狀跟毒素堆積體內有關，所以排毒是消除橘皮組織的第一個步驟，以下幾個方法可以有效排毒：1.自然有機無毒飲食；2.精油泡澡排毒；3.按摩排毒：搭配芳香淋巴排毒的按摩手法為佳。

配方：

1.泡澡：水一缸＋瀉鹽2湯匙＋杜松子3滴＋檸檬3滴＋羅勒2滴(或以迷迭香、廣藿香、快樂鼠尾草、馬鬱蘭來取代)

2.按摩法：甜杏仁油10ml＋杜松3滴＋檸檬2滴＋絲柏3滴＋茴香2滴，或以馬鬱蘭、羅勒取代)

杜松子

疤痕

說明：傷口癒合之後，往往會留下痕跡難以消除，必須以精油按摩，預防留下難看痕跡。

配方：按摩法：小麥胚芽油3ml＋荷荷芭油24ml＋薰衣草7滴＋廣藿香3滴＋乳香3滴＋金盞花浸泡油3ml

乳香

疱疹

說明：疱疹經常在抵抗力較弱時發生，大部分在口腔周圍、生殖器官附近。

配方：塗抹法：95蘆薈膠10ml＋佛手柑4滴＋尤加利3滴＋茶樹1滴(也可以個別精油直接塗抹)

發癢 / 蚊蟲咬傷

說明：不管是不明原因或是蚊蟲咬傷的發癢，都可以先做簡單的止癢去紅處理。

配方：塗抹法：95蘆薈膠50ml＋德國洋甘菊10滴

牛皮癬

說明：這也是很難根治的皮膚病，即新生細胞的速度比壞死細胞的速度快，使得皮膚表層出現發紅、結痂以及不斷脫皮。這種病症與壓力、遺傳有關。

配方：塗抹法：小麥胚芽油2ml＋玫瑰果浸泡油8ml＋佛手柑3滴＋雪松2滴(可用能減輕壓力的精油取代，例如薰衣草、檀香、洋甘菊、百里香)

百里香

疥癬

說明：被疥蟲咬傷，奇癢無比、傳染力高。剛開始會發癢，然後皮膚會乾燥，最後會脫皮。

配方：

1.泡澡：水一缸＋薰衣草4滴＋百里香4滴

2.塗抹法：95蘆薈膠50ml＋佛手柑3滴＋薰衣草5滴＋丁香2滴(或用檸檬、歐薄荷取代，但劑量要比前述精油更低)

丁香

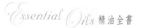

蕁麻疹

說明：一種過敏症，身體會出現紅腫硬塊，嚴重時與衣服摩擦會破皮。

配方：

1.直接塗抹薰衣草或溼敷洋甘菊精露

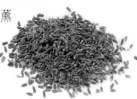
薰衣草

2.塗抹法：95蘆薈膠50m1＋薰衣草4滴＋洋甘菊6滴（或用岩蘭草取代）

3.泡澡：瀉鹽＋洋甘菊4滴

肉疣

說明：病毒感染的肉疣，容易長在腳底。皮膚會出現圓形狀的腫塊，後會變成紅腫再結痂，也出現痛感，通常身體抵抗力弱時容易感染。

配方：

1.直接塗抹：茶樹或檸檬

2.塗抹法：95蘆薈膠10m1＋百里香3滴＋茶樹2滴

3.按摩法：95蘆薈膠10m1＋檸檬2滴＋丁香2滴＋肉桂1滴

趾頭疽

說明：腳指甲長膿疱，疼痛難當。

配方：

1.熱敷：熱毛巾＋薰衣草1滴＋佛手柑1滴＋洋甘菊1滴）

2.包紮：紗布＋薰衣草數滴

傷口或割傷

說明：有些精油不能直接塗在皮膚上，使用時應該特別注意使用說明。

配方：

1.溼敷法：溫涼水100cc＋薰衣草5滴＋茶樹2滴（可用胡蘿蔔種籽、沒藥取代）

2.塗抹法：95蘆薈膠10m1＋百里香1滴＋薰衣草2滴＋馬丁香2滴

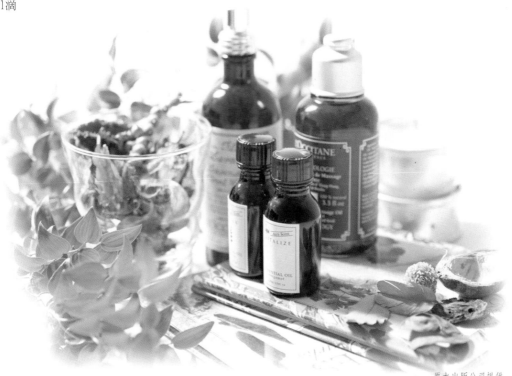

原水出版公司提供

Essential Oils 精油全書

美容

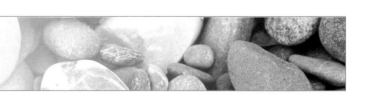

護膚

不論任何膚質、任何症狀都適用的基礎油：
荷荷芭油、杏桃仁油、甜杏仁油、月見草油、玫瑰果浸泡油、澳洲堅果油、葡萄籽油、酪梨油、小麥胚芽油、金盞花浸泡油、胡蘿蔔浸泡油

預防皺紋

使用精油：薰衣草、橙花、茉莉、玫瑰、紅蘿蔔種籽、檀香、甜橙、乳香、茴香
建議使用基礎油：玫瑰果浸泡油、金盞花
配方：
●臉部按摩
基礎油10ml＋檀香2滴+玫瑰1滴+紅柑2滴
面霜50ml＋檀香3滴＋玫瑰3滴＋紅柑4滴

雀斑

使用精油：天竺葵、檸檬、檀香、回青橙、橙花、馬鬱蘭、紅蘿蔔種籽油
建議使用基礎油：玫瑰果浸泡油、澳洲堅果油、小麥胚芽油
配方：
●塗抹
1.年輕膚質：基礎油(盡量使用玫瑰果浸泡油)10ml＋橙花2滴+檸檬2滴+回青橙1滴，外出前請勿使用
2老化膚質：基礎油10ml＋紅蘿蔔種籽油2滴+天竺葵1滴+檀香1滴

回春

配方：
●臉部按摩

一般膚質
基礎油10ml+檀香1滴+玫瑰1滴+薰衣草2滴+天竺葵2滴(每天早晚兩次)。

油性膚質
1.基礎油10ml＋佛手柑1滴+杜松子1滴+絲柏2滴+薰衣草2滴(每天早晚兩次)適量地塗抹按摩肌膚，外出前勿使用。
2.基礎油10ml＋檸檬1滴+薰衣草2滴+橘2滴(每天兩次，適量地塗抹按摩膚，外出前勿使用)

乾燥膚質
1.基礎油10ml＋薰衣草3滴+檀香2滴(每天早晚兩次)。

敏感性膚質
甜杏仁油10ml＋德國洋甘菊3-5滴。

乾燥及敏感性膚質
1.基礎油10ml＋檀香3滴+洋甘菊2滴(每天兩次，適量塗抹及按摩)
2.基礎油10ml＋薰衣草3滴+玫瑰1滴+花梨木1滴(每天早晚兩次，適量塗抹及按摩)

肌膚無光澤時
依上述不同膚質，選出適合自己狀況的複合油，4-5滴，加上基礎油10ml抹在臉上並加以按摩。

老化鬆弛

單方精油
橙花、乳香、玫瑰、薰衣草、檀香、伊蘭伊蘭、絲柏、迷迭香、廣藿香
基礎油
酪梨油、玫瑰果浸泡油、小麥胚芽油、荷荷芭油、月見草油

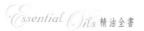

膚色暗沉

單方精油

天竺葵、德國洋甘菊、羅馬洋甘菊、檀香、迷迭香、薰衣草、橙花、檸檬、玫瑰

基礎油

玫瑰果浸泡油、荷荷芭油、95蘆薈膠、小麥胚芽油、月見草油

角質硬化

單方精油

羅馬洋甘菊、檀香、檸檬、雪松、茉莉、橙花、天竺葵、橘子、薰衣草、花梨木、馬丁香

基礎油

荷荷芭油、月見草油、甜杏仁油

鎖水保濕

單方精油

檀香、羅馬洋甘菊、茉莉、玫瑰、甜橙、茴香、馬丁香、薰衣草、天竺葵

基礎油

荷荷芭油

濕疹

使用精油：薰衣草、沉香醇百里香、香蜂草、茶樹、快樂鼠尾草、佛手柑、天竺葵、杜松子、德國洋甘菊

基礎油

澳洲堅果油、月見草油、甜杏仁油

使用配方：95蘆薈膠50ml＋德國甘菊3滴＋沉香醇百里香2滴+薰衣草5滴+天竺葵6滴，(塗抹)

黑眼圈

使用精油：羅馬洋甘菊、玫瑰、薰衣草、天竺葵、檀香

●塗抹

95蘆薈膠50ml＋羅馬洋甘菊2滴+玫瑰4滴

護髮

油性髮質

使用精油：雪松、薰衣草、檸檬、絲柏、天竺葵、快樂鼠尾草、佛手柑、橘子、迷迭香

洗髮精(無香料)100ml＋薰衣草15滴+絲柏10滴

乾燥髮質

使用精油：伊蘭伊蘭、玫瑰、天竺葵、薰衣草、檀香、廣藿香

使用配方：

1.洗髮精(無香料)100ml＋薰衣草15滴+玫瑰3滴+檀香2滴

2.純水100ml＋薰衣草5滴+檀香5滴，噴霧劑

掉髮‧頭皮屑‧分叉

防止掉髮

使用精油：薰衣草、雪松、百里香、迷迭香、快樂鼠尾草、檀香、伊蘭伊蘭、杜松子

使用配方：純水100ml＋檀香3滴+伊蘭伊蘭3滴＋杜松子4滴(噴霧劑)

抑制頭皮屑

使用精油：薰衣草、檀香、絲柏、迷迭香、茶樹、尤加利、甜橙、百里香、快樂鼠尾草

使用配方：洗髮精(無香料)200ml+沉香醇百里香25滴+快樂鼠尾草25滴

滋潤髮質

使用精油：檀香、伊蘭伊蘭、杜松子、快樂鼠尾草、薰衣草、迷迭香、百里香

使用配方：荷荷芭油20ml＋迷迭香5滴+伊蘭伊蘭5滴(按摩頭皮)

泌尿／生殖系統

從腎臟、輸尿管到膀胱的泌尿系統，因男女的差異，容易感染的疾病也不同。女性的尿道較男性短許多，也較容易患膀胱感染症，許多病菌都是沿著尿道向上蔓延，感染膀胱，甚至引發腎臟炎。而男性因為尿道環繞的攝護腺組織，在中年以後容易腫大，影響排尿。另，腎臟炎應以醫生處方為主，不在這裡詳述。

對泌尿系統有幫助的精油大部分是有殺菌效果的精油，如，檀香、杜松、快樂鼠尾草、百里香、尤加利、迷迭香、松樹、馬鬱蘭、佛手柑以及洋甘菊。尤其檀香、杜松子對葡萄菌感染特別有效。

而生殖系統的問題，男女有別的差異程度相當大，所以分開來談；除此之外，許多精油都有促進荷爾蒙的功效，孕婦並不適合使用，甚至要禁絕，以免造成流產。生殖系統芳香保護的方式以臀部浸泡、按摩與沖洗等方式使用精油。

男性生殖，泌尿系統

男性最常見的是膀胱炎，經常由尿道炎引發而來，一般是細菌感染較多，也有的因為尿中的結晶堆積過多引發。剛開始時可用精油清洗尿道口，洗澡時可泡澡或局部浸泡，若下腹部疼痛還可按摩下腹部。

精油只適合在輕微症狀時使用，若尿液已出現血液或流膿，必須醫生處方。

除此，男性中年以後容易患的是攝護腺炎，有急性與慢性之分，大部分的男性都有慢性攝護腺炎。症狀是小便灼熱，下腹痛、頻尿等等。

其他如尿道為細菌感染發炎疼痛，會出現頻尿、排尿疼痛。

使用精油：佛手柑、薰衣草、茶樹、綠花白千層、檸檬、馬丁香、德國洋甘菊、杜松子、尤加利、迷迭香、馬鬱蘭、茴香、絲柏、牛膝草、百里香

基礎油：葡萄籽油、甜杏仁油、杏桃仁油

膀胱炎

1. 溼敷法：冷開水＋德國洋甘菊5滴(必須是煮沸的水)
2. 浸泡法：水一盆100ml＋佛手柑4滴＋杜松子4滴
3. 按摩法：甜杏仁油5ml＋薰衣草2滴＋洋甘菊1滴

攝護腺炎

按摩法：甜杏仁油10ml＋薰衣草2滴＋尤加利2滴＋絲柏1滴

尿道炎

用法：治療方法如膀胱炎。

龜頭炎

抹擦：95蘆薈膠5ml＋德國洋甘菊2滴＋百里香1滴

陰囊積水

按摩：95蘆薈膠10ml＋杜松子2滴＋迷迭香2滴+茴香1滴

睪丸炎

按摩：95蘆薈膠10ml＋茶樹2滴＋牛膝草1滴＋佛手柑1滴＋絲柏1滴

陰莖疼痛／發炎

抹擦：95蘆薈膠10ml＋德國洋甘菊2滴＋薰衣草1滴

滴蟲感染

盆浴：沒藥5滴＋佛手柑3滴

女性生殖系統

　　這個主題以月經為中心來談，因為它是女性整體問題的核心，小到青春痘、粉刺、情緒不穩；大到子宮炎、不孕以及更年期問題，都跟月經、荷爾蒙分泌有關。

使用精油：玫瑰、伊蘭伊蘭、橙花、德國洋甘菊、薰衣草、乳香、沒藥、佛手柑、天竺葵、馬丁香、歐芹、快樂鼠尾草、杜松子、茶樹、絲柏、茉莉

基礎油：甜杏仁油、月見草油、葡萄籽油、玫瑰籽油

陰道炎

盆浴：歐薄荷2滴＋茶樹4 滴＋百里香2滴

經前症候群（情緒不穩）

按摩：基礎油10ml＋玫瑰2滴＋天竺葵2滴＋伊蘭伊蘭1滴

經痛

按摩：基礎油10ml＋薰衣草2滴＋天竺葵2滴＋快樂鼠尾草1滴

經血過多

按摩：基礎油10ml＋佛手柑1滴＋天竺葵2滴＋絲柏2滴

經血過少

按摩：基礎油10ml＋德國洋甘菊2滴＋天竺葵1滴＋玫瑰2滴

更年期／盜汗、身體潮紅發熱

按摩：基礎油10ml＋歐薄荷2滴＋天竺葵2滴＋杜松子1滴

骨盆炎

盆浴：德國洋甘菊3滴＋佛手柑2滴＋薰衣草4滴

陰道感染

盆浴：茶樹3滴＋百里香2滴＋尤加利4滴

膀胱炎

盆浴：德國洋甘菊3滴＋佛手柑2滴＋薰衣草4滴

念珠菌感染

盆浴：百里香3滴＋佛手柑2滴＋茶樹4滴

白帶

盆浴：沒藥3滴＋綠花白千層2滴＋薰衣草3滴

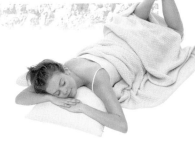

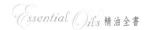

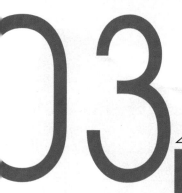

03

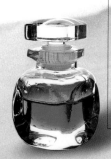

Essential **O**ils

50種推薦精油

經過長期的開發，到目前為止，芳香療法所運用的有用植物精油何止百種，在這裡只介紹常見、常用以及容易買到的 50 種精油。

而單一精油的介紹與知識，也可以讓運用者更能自由的調配複方精油。

標題名稱
一般常見的植物精油名稱。

學名
完整的拉丁學名,是世界共通的精油標示名,可作為讀者購買精油時,俗名之外的重要依據。

概說
簡明扼要地說明提煉此種精油的植物原形外貌,和精油對人體的療效。

精油顏色
精油大部分都呈現淡黃色、黃色。

相配精油
若以氣味來區分,精油可分為樹脂類→花香類→辛香類→香草類→柑橘類→木質類→異國風味類,以順時針方向成一個圓,通常在同一類的精油都能調適很好,緊鄰的類別也能互相調配。

分類
以精油聞起來的味道來做分類。本書把精油分為七大類,分別是柑橘類、花香類、香草類、異國情調類、樹脂類、辛香類、木質類。

植物分布
植物主要的分布區;
可能是國家也可能是某些地域。

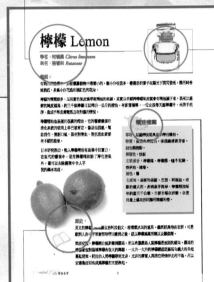

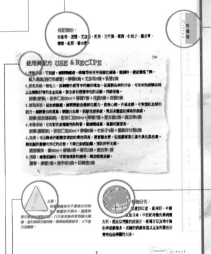

歷史
點出植物精油在人類史上使用的發展歷程和趣事軼聞。

注意
提醒讀者要小心使用精油,
包括孕婦、老人、小孩以及敏感肌膚者。

使用與配方
此部分所列的配方均為專業芳療師針對本文精油列出的主要用途及其配方。

精油檔案
- **萃取**:每種植物萃取的部位和提煉精油的方式。
- **特質**:精油的顏色表現。
- **屬性**:每種精油都有它的陽性或陰性。
- **化學成分**:植物精油的分子結構很複雜,包含不同的天然化學物質。酒精、酯、萜、烯、酮、酚和乙醛,是主要成分。
- **主產地**:此種精油在世界上品質最好、最多的主產國。

如何使用本章

佛手柑 Bergamot

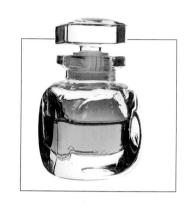

學名：柑橘屬 *Citrus bergamia*
科名：芸香科 *Rutaceae*

概說：

雖然它是柑橘屬，可是不能食用；也是柑橘屬中最矮小的一種，約五公尺高。黃綠色的果實很小、呈梨形，且表皮凹凸不平，是萃取精油的來源，葉子狹長、開白色的小花。

它是義大利的特產，因為土壤跟氣候的關係，在其他地方很少見、也不易生長。所以純精油價格並不便宜，除非是以未成熟就掉落的佛手柑果皮蒸餾的精油來替代，但精油效果並不好，最好的精油還是要以成熟的果皮壓榨取得。

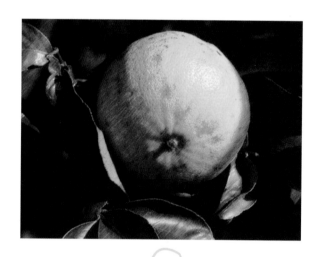

精油檔案

萃取：壓榨果皮而得精油，最高等的佛手柑精油是以手工的方法壓榨。

特質：清新淡雅，類似橙和檸檬，略帶花香，是香水中最常使用的精油之一。它融合了果香與花香的豐富氣味，是香水製造者的最愛。

揮發性：快板

主要成分：芫荽脂、香柑油脂、檸檬烯、松油醇、芫荽醇。

屬性：陽

主產地：義大利、摩洛哥。

植物小百科：
萃取精油的佛手柑，跟台灣坊間所熟悉的中藥用佛手柑植物(因為果實長得很像手掌而得名)是不一樣的柑橘屬植物。

歷史：

相傳Christopher Columbus把佛手柑植物從Canary島引進到西班牙和義大利。

它的名字來自義大利佛羅倫斯北方的一個小城Bergemo，在義大利傳統療法中，經常以佛手柑果皮入藥。

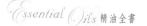

柑橘類 Citrus

異國情調類 Exotics

花香類 Floral

香草類 Herbs

樹脂類 Resins

辛香類 Spices

木質類 Trees

相配精油：
黑胡椒、安息香、雪松、肉桂、芫荽、絲柏、茉莉、薰衣草、檸檬、歐薄荷、回青橙、花梨木、檀香

使用與配方 USE & RECIPE

1. **神經系統**：有強化作用，像神經疲勞、神經性失眠、心力交瘁時可以舒緩壓力。

   舒緩／薰香：羅勒3滴＋薰衣草3滴＋羅馬洋甘菊2滴

2. **消化系統**：它是優良的腸胃抗菌劑，對一般消化問題像打嗝、消化不良都有效，最重要的是它調整食欲的功能，不論對厭食、貪食症都有用。

   消化／按摩：葡萄籽油16ml＋小麥胚芽油4ml＋佛手柑5滴＋茴香3滴＋薑2滴

3. **泌尿系統**：它最大的功能就是對膀胱以及尿道的作用，它對這兩個地方的發炎症狀都有不錯的功效。

   發炎／盆浴：佛手柑3滴＋薰衣草2滴＋茶樹3滴

4. **生殖系統**：有抑制病毒的功能，可以治療經性行為傳染的疱疹，以及淋病、陰部瘙癢、白帶。

   盆浴：佛手柑3滴＋沒藥2滴＋德國洋甘菊3滴

5. **皮膚**：它的光敏性是柑橘屬中最強的，用來製作曬黑劑；它也是對皮膚作用中最佳選擇的精油之一，像溼疹、瘤、皮膚潰瘍、痤瘡、皮脂漏以及牛皮癬都有效，是在皮膚上很好的抗菌劑。

   濕疹／塗抹：乳膠50ml＋佛手柑6滴＋薰衣草6滴＋茶樹3滴

6. **情緒**：氣味清新，有提振效果；安撫憤怒和挫敗感。

   薰香：佛手柑3滴＋薰衣草2滴＋絲柏3滴

注意：
　　具光敏性，使用後忌曬太陽。雖然它常被拿來當治療皮膚問題的精油之一，但它的敏光特質不能忽視，即使是人造光源也要盡量避免，最好的方法就是晚上使用。

植物分布：
地中海沿岸的西班牙、義大利以及西西里島；非洲象牙海岸。

葡萄柚 Grapefruit

學名：柑橘屬 *Citrus paradisi*
科名：芸香科 *Rutaceae*

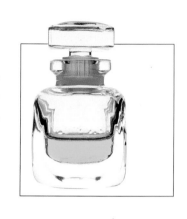

概說：

在柑橘屬精油中，葡萄柚精油的產量較少，因為它的油脂腺深藏在果皮內裡，外觀黃澄澄的果實密結於兩個人身高的枝椏，葉片厚實油亮、會開小白花。

原產於亞洲，但地中海沿岸的品種較多，現在以美國佛羅里達州的品種較精良，也是世界輸出的大宗；以精油而言，以色列、佛羅里達州、巴西、加州所栽植的品種提煉出的精油較佳。

跟其他柑橘類植物一樣，葡萄柚含有豐富的維生素C，也常用來緩和感冒症狀；具有像檸檬般強烈、鮮明的精油味道，只要吸入，會感到渾身充滿活力，令人精神百倍。

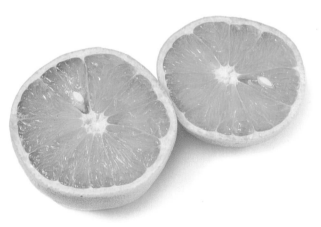

精油檔案

萃取：蒸餾果皮。
特質：清新甜美的柑橘香。
揮發性：快板
主要成分：牻牛兒醇、檸檬烯、檸檬醛、松油萜。
屬性：陽性
主產地：巴西、美國加州、佛羅里達州。

歷史：

因為它是人工種植的樹種，早期歐洲人拿來當裝飾、布置庭園用，被沙達克船長帶到加勒比海周圍各島嶼之後，才開始慢慢商業化種植，是化妝品、香水的主要原料之一，也是人類重要的水果之一。

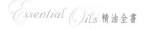

相配精油：

佛手柑、檸檬、乳香、天竺葵、茉莉、薰衣草、橙花、花梨木、迷迭香、羅勒、伊蘭伊蘭

使用與配方 USE & RECIPE

1. 消化系統：幫助消化，也是很好的開胃劑，厭食者可增進食欲。

　消化／按摩：甜杏仁油10ml＋葡萄柚5滴＋芫荽3滴

2. 泌尿系統：治療水腫、蜂窩組織炎、推動淋巴以及排毒利尿，因此對減肥效果佳。

　利尿／按摩：小麥胚芽油4ml＋甜杏仁油16ml＋葡萄柚5滴＋杜松子3滴＋茴香2滴

3. 情緒：警醒、減壓、開懷歡暢，有抗憂鬱的效果；尤其對季節性的情緒失調有很好的功能，例如，冬季憂鬱、昏睡，可以提振精神，甜美的氣味，非常適合掃除死氣沉沉的冬天憂鬱症。

　抗憂鬱／薰香：葡萄柚3滴＋橙花3滴＋薰衣草2滴

注意：
只要一開瓶，使用期限會縮短；另外擦抹葡萄柚精油後，不宜直接曝曬於陽光下，以免引起光敏反應。

植物分布：
亞洲、美國、中南美洲、地中海沿岸。

Citrus 柑橘類

異國情調類 Exotics

花香類 Floral

香草類 Herbs

樹脂類 Resins

辛香類 Spices

木質類 Trees

Essential Oils 精油全書

檸檬 Lemon

學名：柑橘屬 *Citrus limonum*
科名：芸香科 *Rutaceae*

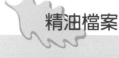

概說：

有刺的常綠灌木，是柑橘屬植物中最矮小的，細小分枝很多，橢圓形的葉子在陽光下閃閃發亮，開花時香氣強烈，多為小白花或有淡紅色的花朵。

檸檬的種類頗多，以果實的果皮為萃取精油的來源，其實以手壓榨檸檬果皮就會有精油滴下來，甚至比蒸餾的純度還高；約三千個檸檬可以榨出一公斤的精油。

檸檬精油也是運用很廣的精油，它的醫療價值在消化系統的使用上早已被肯定，像是祛脹氣、幫助消化、清新口氣，甚至對清血、對抗敗血症都有不錯的效果。

日本研究指出，吸入檸檬精油有助集中注意力；在現代的醫院中，使用檸檬精油除了淨化空氣外，還可以去除醫院中令人不悅的藥水味道。

精油檔案

萃取：以壓榨法從果皮中榨出精油。

特質：淡黃色或綠色，味道雖清新芳香，但也頗強勁。

揮發性：快板

主要成分：檸檬烯、檸檬醛、牻牛兒酸、香茅油、樟烯。

屬性：陽

主產地：美洲的美國、巴西、阿根廷，南歐的義大利，非洲象牙海岸。檸檬精油每年約產三千公噸，主要市場在西歐，在使用量上僅次於同屬柑橘屬的橙。

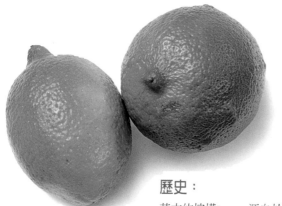

歷史：

英文的檸檬Lemon源自於阿拉伯文，柑橘類水果的意思。雖然原產地在亞洲，可是歐洲人在十字軍東征時帶回歐洲之後，就以檸檬為薰香劑以及驅蟲劑。

東西方交流，檸檬經由波斯傳到羅馬，所以希臘羅馬人說檸檬是波斯的蘋果。羅馬的園藝家也對栽植檸檬有很大的興趣，一大片一大片的檸檬樹就從羅馬向義大利各地蔓延開來。阿拉伯人將檸檬帶到北非，北非的摩爾人再將它帶到伊比利半島，所以安達魯西亞也成為檸檬的主要產地。

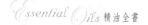

相配精油：

安息香、豆蔻、尤加利、乳香、天竺葵、茉莉、杜松子、薰衣草、
檀香、紅柑、伊蘭伊蘭

使用與配方 USE & RECIPE

1. **呼吸系統**：可抗菌，減輕喉嚨痛、咳嗽等所有呼吸器官感染。發燒時，能使體溫下降。

   流行性感冒／吸入蒸氣：檸檬2滴＋尤加利2滴＋乳香1滴

2. **消化系統**：消化上，抑制酸性使胃中的鹼性增加。促進胰島素的分泌，可用來治療糖尿病以及解除肝腎的充血現象。對全身有清潔淨化的功能，消除便秘。

   便秘／按摩：甜杏仁油20ml＋檸檬7滴＋芫荽2滴＋豆蔻3滴

3. **循環系統**：使血液暢通，減輕靜脈曲張部位壓力。當強心劑，升高血壓，可恢復紅血球的活力，減輕貧血的現象；刺激白血球，活絡免疫系統，幫助身體抵抗傳染性疾病。

   抵抗傳染病／按摩：甜杏仁油20ml＋檸檬6滴＋伊蘭伊蘭2滴＋薰衣草2滴

4. **骨骼系統**：它有對抗身體酸性的特質，能減輕痛風、風濕和關節炎。

   關節炎／按摩：甜杏仁油20ml＋檸檬5滴＋杜松子3滴＋德國洋甘菊2滴

5. **皮膚**：可去除老死細胞使暗沉的膚色明亮、緊實微血管、促進膠原蛋白產生、淡化黑色素。對油膩的髮膚有淨化的功效。可軟化結疤組織，預防指甲叉裂。

   臉部擦抹：95蘆薈膠50ml＋檸檬3滴＋橙花2滴＋薰衣草3滴

6. **情緒**：感覺煩躁時，可帶來清新的感受，幫助澄清思緒。

   薰香：檸檬3滴＋佛手柑3滴＋回青橙2滴

注意：
柑橘類精油有不易保存的特性，檸檬亦不例外。購買時要仔細檢查製造日期，白天使用後若受到陽光曝曬，會引起黑色素沉澱。需要低劑量使用，才不會引起過敏。

植物分布：

原產於印度、東南亞、中國以及日本，中世紀時最先傳到義大利，現在以南歐的西班牙、葡萄牙以及地中海沿岸栽植最多，美國的佛羅里達以及加利佛尼亞兩州也是檸檬的大宗。

Essential Oils 精油全書

檸檬草 Lemongrass

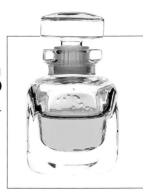

學名：香茅屬 *Cymbopogon citrates / Cymbopogon flexuoxus*
科名：禾本科 *Gramineae*

概說：

約90公分高的植物，外觀接近香茅與馬鞭草也近似，搓揉葉子有檸檬味，會開灰色小圓錐形的花叢。它有許多種名稱，如，檸檬香茅、蜜蜂草、香茅草……等。

在熱帶地區能以人工茂密的種植，只要七、八個月即可採，因此一年有兩次收成，算是產量頗豐的精油。所以常被拿來混充玫瑰或馬鞭草。

主要的兩種檸檬草所萃取的精油功效都不錯，一種稱「東印度檸檬草」，一種稱「西印度馬鞭草」，前者主產於印度，也是較早以前的主要萃取來源；後者產於西印度群島，也是現在生產的大宗。

它的主要成分是檸檬醛，因此在化妝品、家庭清潔用品工業中，經常且大量的被使用。

精油檔案

萃取：蒸餾葉子。
特質：較常見的是黃棕色，也有紅色，具檸檬香且氣味強勁。
揮發性：快板
主要成分：檸檬醛、牻牛兒醇、茴香醇、橙花醇、香茅油。
屬性：陽
主產地：西印度群島以及印度。

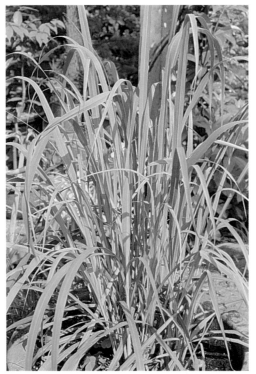

歷史：

最早的使用文獻紀錄是印度，在印度稱它為「紅色的莖幹」，但卻不是紅色的，被拿來退燒、改善傳染病。

因屬於熱帶常見植物，在亞洲的泰國菜食譜中，經常拿來當香料使用；傳到歐洲後，新鮮的檸檬草不易購買，以乾貨居多。

薛聰賢 攝

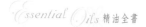

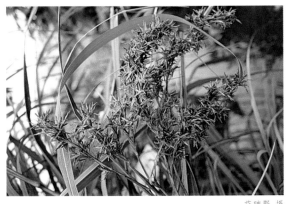

相配精油：

羅勒、雪松、肉桂、乳香、天竺葵、薰衣草、
橙花、綠花白千層、馬丁香、迷迭香、檀香、
紅柑、茶樹

薛聰賢 攝

使用與配方 USE & RECIPE

1.**呼吸系統**：它有很強的抗菌力以及殺菌力，在預防流行性感冒的傳染上有不錯的
效果，像喉嚨痛、喉嚨發炎或發燒效果都不錯。

　殺菌／薰香：檸檬草3滴＋尤加利3滴＋松2滴

2.**肌肉系統**：對舒緩肌肉的效果不錯，可以減輕疼痛、消除乳酸促進循環、緩解站
累的雙腿。能柔軟肌肉也能使肌肉緊實，讓鬆垮的肌肉恢復彈性

　按摩：甜杏仁油20ml＋檸檬草3滴＋迷迭香4滴＋芫荽3滴

3.**情緒**：可以讓人感到清新，有激勵、恢復精力的功效，對提振精神頗有助益。

　薰香：檸檬草3滴＋甜橙2滴＋羅勒3滴

4.它的抗菌力可用在房子四周的清潔以及驅蟲，對空氣中的傳染媒也有預防效果。

　可加水製作噴霧氣：純水100ml＋檸檬草10滴＋丁香10滴＋肉桂10滴

注意：
純檸檬草精油會傷害皮膚，務必稀釋後使用。

植物分布：
　　原產於印度的香料植物，在亞洲熱
帶地區均分布，像中國南方、錫蘭等；其他熱帶
地區如巴西、西印度群島以及中非都看得見它的
蹤影。

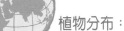
Essential Oils 精油全書

橘子 Mandarin

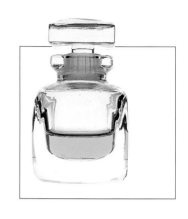

學名：柑橘屬 *Citrus reticulata*
科名：芸香科 *Rutaceae*

概說：

橘子也稱做桔。橘子樹的高度較甜橙樹為矮，葉子也比較小，卻是柑橘屬植物中最為酸甜清香的品種；跟其他同屬植物不同的是，橘子的果皮跟果肉並不緊黏，很好分離。

橘子與紅柑屬於同一根源，不過在精油的分類上還是可以做區別，尤其柑橘屬植物的混種非常多，尤其是從亞洲傳到歐洲之後，更是五花八門；比較有名的是橘子和甜橙的混種Temple Orange、橘子和葡萄柚的混種橘柚(台灣水果市場上已經可以買到)，以及紅柑和甜橙的混種Clementines。

橘子是中國和日本的主要水果，遲至十九世紀才傳到歐洲，但是在精油的萃取上，原料來源還是以歐洲和美洲的橘子為主。

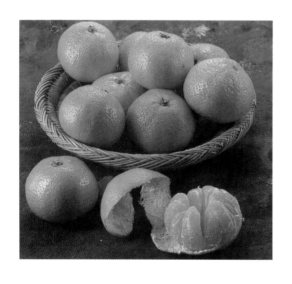

精油檔案

萃取：壓榨果皮。

特質：閃閃發光的金黃色精油，除了酸酸的香甜味道外，還有淡淡花香味。

揮發性：快板至中板

主要成分：檸檬烯、安基苯甲酸甲酯、檸檬醛、香茅醛、牻牛兒醇。

屬性：陰

主產地：義大利（品質較好）、巴西（產量較多）。

歷史：

橘子的英文名字Mandarin是「清朝官員」、「滿洲人」或「中國官話」的意思，因為橘子是以前中國南方進貢的重要水果。

傳到歐洲兩百年的時間，歐洲地中海沿岸栽植的速度非常快，義大利變成橘子出口大國；後來巴西急起直追，種植面積不斷擴大，有一部分原因是二次大戰時從歐陸進口水果不易，使得美國人轉而向巴西進口。

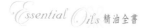

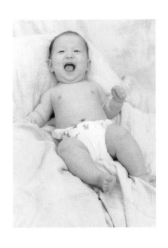

嬰兒因為消化系統還
未完全發育，改善打
嗝或消化不良的現
象，都非常有效。

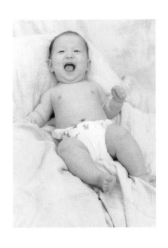

相配精油：

羅勒、佛手柑、黑胡椒、安息香、洋甘菊、
芫荽、天竺葵、葡萄柚、薰衣草、檸檬、馬
鬱蘭、橙花、馬丁香、回青橙

使用與配方 USE & RECIPE

1.消化系統：它最主要的功能就是治療腸胃問題，可以調和腸胃、也能刺激腸胃蠕動、幫助
排氣；也能鎮定消化道、增加胃口、刺激食欲。

因為它很溫和，嬰幼兒、孕婦以及老人都能使用，尤其是嬰幼兒消化系統成長尚未完全，容
易打嗝或消化不良，都非常有效。

　　嬰兒按摩：甜杏仁油20ml＋橘子3滴＋蒔蘿2滴

※嬰幼兒使用的稀釋比必須在1%以下，而且只需橘子精油即足。

2.皮膚：雖然它跟所有柑橘屬精油一樣有光敏性，但它對疤痕跟妊娠紋頗具效果，尤其在懷
孕初期就開始與同屬其他精油一起用，效果更加顯著。

　　**抗妊娠紋／按摩：甜杏仁油40ml＋小麥胚芽油5ml＋酪梨油5ml＋橘子6滴＋乳香3
滴(或用橙花)＋薰衣草3滴**

3.情緒：提振精神，安撫焦慮、幫助睡眠。

　　薰香：橘子4滴＋馬丁香2滴＋花梨木2滴

注意：
　　光敏性且不能久放；塗抹後也不能
曬到皮膚。

植物分布：
熱帶潮濕的地方幾乎都可以找到
這種果樹，最早是中國、日本人
的常用水果。亞洲的中國、日本、
印度等南亞地區，歐洲地中海沿岸的義大利、西
班牙，美洲的美國、巴西都是盛產地。

Citrus　柑橘類
異國精調類　Exotics
花香類　Floral
香草類　Herbs
根脂類　Roots
辛香類　Spices
木質類　Woods

香蜂草

Melissa/Lemon Balm

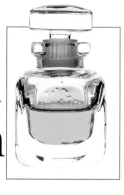

學名：滇荊界屬 *Melissa officinalis*

科名：唇形科 *Labiatae*

概說：

「香蜂草」的英文名——Melissa，Melissa是英語系國家中女孩子喜歡用的名字，在拉丁文中還有「蜜蜂」的意思；由於葉子和花有強烈的味道，常招來蜜蜂和昆蟲圍繞花間，從這裡就可以看出蜜蜂有多喜歡這種植物。

這種植物喜歡長在地中海邊土壤含鐵豐富的地方，大約六十公分高，葉片細小、邊緣有鋸齒狀、看起來毛茸茸的葉子；夏天時會開白色或黃色的小花，蜜蜂非常喜歡。

它的氣味具有檸檬香，是很好的庭園植物，所以也稱「檸檬香酯」或「香酯草」以及「蜜蜂花」。它也是很早就被拿來當香料以及藥用的植物，它的醫療功效頗受肯定。

雖然歐洲遍地是這種植物，由於葉子的含水量非常高，是最難萃取的藥草精油，通常要六、七公噸才能生產一公斤的香蜂草精油，因此價格非常昂貴；由於它跟檸檬草以及檸檬的味道很像，因此一般人常以檸檬草來取代它當作複方精油，雖然它是老少咸宜的居家芳香劑，不過代價太高。

精油檔案

萃取：整株植物(葉子和花)均可蒸餾。

特質：甜甜的檸檬味帶花香，精油呈淡黃色。

揮發性：中板

主要成分：檸檬醛、香茅油、芫荽油醇、牻牛兒醇、檸檬烯。

屬性：陽，但具有高比例的陰

主產地：法國、西班牙。

歷史：

希臘神話中最著名的例子就是當丘比特的母親不在時，蜜蜂就會以吃香蜂草的蜜蜂釀成的蜜餵丘比特。

古代的醫生對它的功效更是讚不絕口，稱它是「萬靈丹」，許多醫典中記載它對心臟、血管的幫助很大，尤其阿拉伯文的醫經中可以找到香蜂草對抗憂鬱以及治療心臟病的紀錄。

將香蜂草的功效發揮到極至的是英國人與法國人，在英國的伊莉莎白皇家草藥園，香蜂草被歸

為「必須種植」的一種草藥，幾世紀以來，是英國極普遍的一種家庭必備草藥；現在還製作出香蜂草釀的酒。

在法國，連僧侶都將它研發出消毒水、古龍水，總之，它在英、法兩國被用在醫療上、食物上，甚至日常生活中。

使用與配方 USE & RECIPE

1. **呼吸系統**：對流行性感冒引起的支汽管炎、呼吸不順有效，也能治療哮喘、平緩呼吸道痙攣。

   感冒／蒸氣吸入：香蜂草2滴＋薑1滴＋尤加利2滴

2. **神經系統**：對神經不平衡造成的歇斯底里、心悸有效，可以預防暈眩、昏倒以及憂鬱症。

   防暈眩／薰香：香蜂草3滴＋岩蘭草3滴＋羅馬洋甘菊2滴

3. **消化系統**：它是一種滋補的精油，對平緩消化道很有功效，能幫助消化、祛脹氣、健胃、抗胃痙攣、分泌消化液。

   幫助消化／按摩：甜杏仁油20ml＋香蜂草4滴＋歐薄荷3滴＋豆蔻3滴

4. **循環系統**：它對心臟的功效，平緩呼吸急促、心跳加速、心悸；尤其是降血壓、止痙攣功效不錯。

   薰香：香蜂草3滴＋伊蘭伊蘭3滴＋快樂鼠尾草2滴

5. **生殖系統**：平順調節月經，所以在不孕或月經不規則的問題上，可嘗試用香蜂草；既然能調節排卵週期，因此在避孕上也可以用。

   調經／按摩：植物油20ml＋香蜂草4滴＋天竺葵4滴＋羅勒2滴

6. **皮膚**：癒合傷口、止血、抗黴菌防溼疹，對頭皮容易出油或是掉髮禿頭現象有幫助；適合油性青春痘膚質。

   油性皮膚／按摩：甜杏仁油20ml＋香蜂草3滴＋雪松3滴＋杜松子4滴

7. **情緒**：振奮、積極，幫助落落寡歡的人。

   薰香：香蜂草3滴＋甜橙3滴＋乳香2滴

相配精油：
羅勒、洋甘菊、乳香、天竺葵、茉莉、杜松子、薰衣草、橙花、綠花白千層、甜橙、伊蘭伊蘭

注意：
孕婦避免使用，敏感肌膚或孩童小心使用。

植物分布：
遍布於歐洲各地，原產於南歐，經過羅馬人的傳布使得北歐也看得到這種植物。其他地方如中亞、北美洲也可以看到。

Essential Oils 精油全書

橙花 Neroli

學名：柑橘屬 *Citrus aurantium*
科名：芸香科 *Rutaceae*

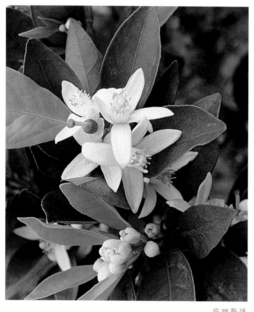

橙花精華油：97％的荷荷芭油，3％的
純橙花精油混合而成。

概說：

雖然柑橘屬的花朵都可以萃取橙花精油，不過最上等的橙花精油還是萃取自苦橙或是塞維爾橙的小白花瓣(苦橙的果實也可以萃取苦橙精油，自葉子萃取的精油就是回青橙精油)。其次，甜橙的花、檸檬的花、橘子的花也可以萃取精油，但質地沒有那麼好。

橙花精油是非常昂貴的精油，要一公噸才能生產一公斤的橙花精油，購買時要特別注意。

薛聰賢攝

精油檔案

萃取：由苦橙的白色花瓣以脂吸法取得。
特質：透明的淺黃帶有苦味、藥味。
揮發性：中板到慢板
主要成分：芫荽油醇、橙花醇、檸檬烯、茉莉酮、吲哚、樟烯、酚乙酸。
屬性：陰(有高比例的陽)
主產地：義大利、法國、突尼西亞、埃及、西西里島。

歷史：

橙花的使用與紀錄，比橙晚了許久，一直到十七世紀爲了紀念一位義大利Neroil地區的公主才逐漸爲人重視：這位公主以橙花來泡澡以及製作橙花油來薰香手套，這種使用方法風行一時，並成爲威尼斯商人的重要交易物資，商人甚至發現了它對瘟疫的預防作用與治療熱病的好處，隨著貿易流傳到歐洲各地。

在西班牙馬德里的妓女，更用橙花的香味來吸引客人。只是橙花流傳至今，卻成了純潔的象徵，不僅在數百年前被用來作爲新娘的捧花，也作爲新娘的頭飾，幫助新人平

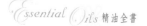

撫婚前的緊張情緒，給新人好預兆。有一種說法是橙花有安撫情緒與焦慮的功用，流傳到現在，各種緊張、不安，如考試前、演說前的緊張情緒，都可以用橙花精油來紓解。

在中國，橙花油是製作保養品最好的材料之一。在十九世紀維多利亞時代，橙花已經是製作古龍水最重要的香料了。

使用與配方 USE & RECIPE

1.神經系統：它能激勵副交感神經，因此引起的失眠更是有用；也能改善神經痛、頭痛、頭暈(眩暈)。

　失眠／薰香：橙花3滴＋羅馬洋甘菊3滴＋回青橙2滴

2.消化系統：腸炎、腹痛腹瀉，以及嬰幼兒的腹絞痛。

　腹痛／按摩：杏桃仁油20ml＋橙花6滴＋橘子3滴＋歐薄荷1滴（小孩劑量1/2）

3.循環系統：它對心臟有不錯的作用，可以減輕心悸、心臟肌肉收縮的程度以及心臟痙攣；如果是因為驚嚇或歇斯底里引起的心臟問題，作用更大。

　按摩：葡萄籽油20ml＋橙花6滴＋伊蘭伊蘭3滴＋羅馬洋甘菊1滴

4.皮膚：這種精油最大的功效就在皮膚以及情緒上，對乾性、敏感皮膚有很大的功效。懷孕時以橙花精油按摩腹部，是治療妊娠紋以及靜脈曲張的好方子。

　敏感皮膚／抹擦：乳50ml＋橙花4滴＋乳香4滴＋羅馬洋甘菊3滴

5.情緒：幫助荷爾蒙的功能非常好，是催情壯陽的妙方；也是好的抗憂鬱劑，可治療歇斯底里症，對激動、過度興奮的情緒也有鎮靜作用。

　抗憂鬱／薰香：橙花3滴＋檸檬3滴＋羅勒2滴

相配精油：
佛手柑、安息香、芫荽、天竺葵、茉莉、杜松子、薰衣草、檸檬、甜橙、馬丁香、回青橙、玫瑰、迷迭香、花梨木、檀香、伊蘭伊蘭

注意：
因為橙花精油可以使人紓解緊張情緒，所以需要專注力的工作或學習勿使用。

植物分布：
它是苦橙、酸橙、塞維爾橙樹，甚至從橘子、甜橙的花朵萃取而來，所以從中國、南亞到歐洲都可以看見它的蹤影。

綠花白千層 Niauli

學名：白千層屬 *Melaleuca viridiflora*
科名：桃金孃科 *Myrtaceae*

概說：

綠花白千層跟白千層都屬於桃金孃科，但是兩者差異頗大。綠花白千層與白千層在氣味、成分以及功效上都有不同的作用也無法替代，綠花白千層提煉出的精油比較不刺激，也比較溫和，是比較安全的精油。

它在南太平洋群島上，尤其是澳洲，是一種大量野生的植物，它的樹幹會一層一層剝落樹皮，葉子如長茅、有穗狀的白花花序。

以生產並蒸餾綠花白千層為主要經濟作物的新喀里多尼亞島，甚少病蟲害或瘧疾，主要是因為綠花白千層飄落的樹葉覆蓋地面，就像強烈消毒藥水清洗過整個大地一般。

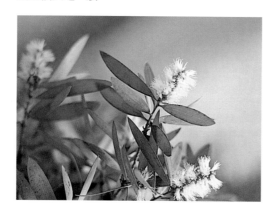

精油檔案

萃取：蒸餾葉子以及嫩枝。

特質：淺黃或深黃都有，有強力的穿透氣味，近似樟腦。

揮發性：快板

主要成分：桉油醇、尤加利醇、松油醇、松烯、檸檬烯。

屬性：陽

主產地：澳洲、新喀里多尼亞島。

歷史：

它是南太平洋的原生植物，當地土著早已經了解它強勁的殺菌功能；它也稱做「戈曼油」，因為法國人是從戈曼島將它運往歐洲。至於它的學名是探險家庫克船長1788年前往澳洲的旅途上所命名。

傳到歐洲之後，綠花白千層經常被醫院用來消毒殺菌，尤其是在法國的產科病房。

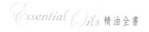

柑橘類
Citrus

異國info類 Exotics

尤加info類 Floral

香草類 Herbs

樹脂類 Resins

辛香類 Spices

木質類 Woods

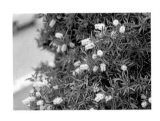

相配精油：

雪松、絲柏、蒔蘿、尤加利、茴香、茉莉、杜松子、薰衣草、
橙花、甜橙、歐薄荷、松、迷迭香

使用與配方 USE & RECIPE

1.**呼吸系統**：對胸腔方面的傳染病非常有幫助，像慢性支氣管炎、肺結核、肺炎或是
流行性感冒的喉炎、咳嗽都有效，甚至氣喘、鼻炎、鼻竇炎都可以用。

　吸入蒸汽／咳嗽：綠花白千層2滴＋松2滴＋尤加利1滴

2.**泌尿系統**：針對所有泌尿道的感染，如膀胱感染、白帶引起的發癢也可以用它。

　泌尿道感染／盆浴：綠花白千層3滴＋杜松子3滴＋桃金孃2滴

3.**皮膚**：痤瘡、膿腫以及癤疔。做放射線治療時，塗抹它可以保護深層組織免受損。

　青春痘／抹擦：蘆薈膠50ml＋綠花白千層5滴＋佛手柑3滴＋薰衣草5滴

4.**情緒**：振奮效果，使頭腦清醒、集中注意力。

　薰香：綠花白千層3滴＋回青橙3滴＋迷迭香2滴

注意：孕期避用、小孩、嬰兒
不宜。

植物分布：
東印度群島、澳洲、太平洋群島。

Essential Oils 精油全書

甜橙 Orange

學名：柑橘屬*Citurs aurantium*
科名：芸香科*Rutaceae*

概說：

無論是苦橙或是甜橙的果皮所壓榨的精油，都是橙精油，它們所開的小白花萃取的精油即為橙花精油。

目前為止，全球從溫帶、亞熱帶到熱帶都有柑橘屬植物，一般而言，柑橘屬樹種從四公尺到十公尺高，葉子油亮、開白花到一年結一次的果子都可以萃取出精油來。當然，花瓣精油最難能可貴，產量少、價格高；其次才是果皮壓榨的精油與葉子蒸餾而得的精油。

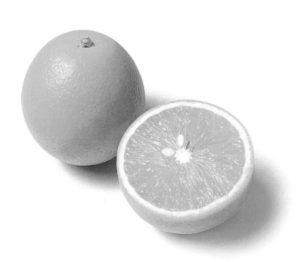

精油檔案

萃取：壓榨果皮。

特質：金黃色，香甜的水果味。

揮發性：快板

主要成分：檸檬烯、佛手柑腦、檸檬醛、香茅油。

屬性：陰

主產地：加州、佛羅里達、西班牙。

歷史：

橙對歐洲人來說是非常難能可貴的植物，直到十三世紀末，才從西班牙船的探險歷程，傳到英國；而十五世紀末才因為哥倫布發現新大陸，帶到美國。十八世紀，英國萬國博覽會最重要的展示品之一就是貴族溫室花園裡的橙樹以及結實纍纍的橙；當時的英國人以大花盆栽種橙樹，一到夏天就將它們搬到花園成為柑橘園，等到冬天又將它們抬回溫室中。

目前幾個主要柑橘屬植物的產地，都是經過計畫性的栽種，才能成為精油萃取來源的主產地；阿拉伯人經過地中海將柑橘帶到西班牙，摩爾人將南西班牙變成柑橘樂園，在紀錄中，可以看到南西班牙人如何使用柑橘來解決消化不良以及宿醉的問題。

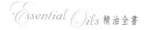

而美國佛羅里達州以及中南美洲變成柑橘產地，
當然要歸功於發現新大陸的歐洲人，目前加州、
佛羅里達州以及巴西都是主產地。

相配精油：

肉桂、芫荽、絲柏、乳香、天竺葵、茉莉、杜松
子、薰衣草、檸檬、檸檬草、橘子、香蜂草、橙
花、回青橙、玫瑰、花梨木、檀香

使用與配方 USE & RECIPE

1.消化系統：對緊張而引起的消化不良非常有效，其餘如舒緩腸胃蠕動、腹
瀉、便秘以及刺激膽汁分泌，幫助消化。

消化不良／按摩：酪梨油10ml＋甜杏仁油10ml＋甜橙7滴＋黑胡椒3滴
＋薄荷1滴

2.循環系統：它含有一種特別的維生素C及類黃酮，對血管循環有很大的幫
助，或是心臟痙攣、心悸和降低膽固醇。其他如維生素B&C也是幫助新陳代謝重
要的成分，微血管疾病適用。

加速新陳代謝／盆浴：甜橙3滴＋天竺葵3滴＋薰衣草2滴

3.情緒：舒緩緊張或壓力，提振精神以及活力。

薰香：甜橙3滴＋回青橙3滴＋ 肉桂2滴

植物分布：
東亞的中國、南亞印度以及地中海沿岸，以西班
牙為主，美洲的美國、中南美洲也廣為栽種。

Essential Oils 精油全書

紅柑 Tangerine

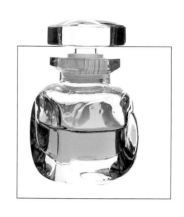

學名：柑橘屬 *Citurs reticulata var.tangerine*
科名：芸香科 *Rutaceae*

概說：

它在柑橘屬植物中是最接近橘子的一種，幾乎來自同一個品種。不過紅柑沒有種子，橘皮非常紅，是一種扁平圓形的水果。

紅柑也被拿來當園藝植物，但它的等級較低，初秋即可採收，氣味較橘子輕淡可是比較細膩香甜，因此更適合用來調護膚霜。

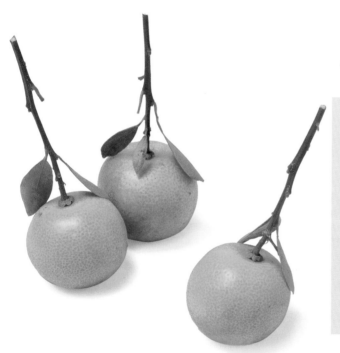

精油檔案

萃取：壓榨果皮。
特質：深黃接近紅色，非常甜兼具輕快的味道。
揮發性：中板
主要成分：檸檬醛、檸檬烯、香茅醇、杜松萜烯。
屬性：陽
主產地：美國、西西里。

歷史：

它原產於中國，但在日本被開發栽植得比較好；先傳到歐洲再到美國，約在十九世紀末才傳到美國佛羅里達州，使佛羅里達成為最大產地。

將紅柑帶到美國的是一位軍人Dancy，所以紅柑在美國又稱Dancy Tangerine。

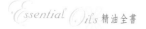

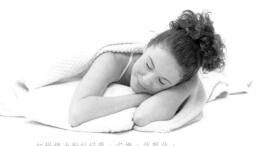

羅勒、佛手柑、洋甘菊、快樂鼠尾草、乳香、天竺葵、葡萄柚、薰衣草、檸檬、檸檬草、橘子、橙花、甜橙、回青橙、玫瑰

紅柑精油對於紓壓、安撫、催眠佳。

異國情調類 Exotics

花香類 Floral

香草類 Herbs

樹脂類 Resins

辛香類 Spices

木質類 Trees

使用與配方 USE & RECIPE

1.消化系統：跟所有柑橘屬植物一樣，對腸胃系統非常有用，諸如脹氣、消化不良、便秘等都有用。

　腸胃問題／按摩：酪梨油4ml＋甜杏仁油16ml＋紅柑5滴＋黑胡椒3滴＋羅勒2滴

2.循環系統：對心臟血管循環非常好，甚至對最末端的微血管循環都能照顧到；可以滋補動脈以及靜脈，所以可以活絡筋骨以及瘀傷。

　滋養末梢動脈／按摩：酪梨油4ml＋甜杏仁油16ml＋紅柑5滴＋快樂鼠尾草3滴＋薰衣草2滴

3.皮膚：紅柑對微血管助益頗大，可以解決臉部微血管問題；它也含豐富的維生素C，適合處理妊娠紋及蒼白膚色。

　潤色／抹擦：95蘆薈膠50ml＋紅柑4滴＋玫瑰3滴＋乳香3滴

4.情緒：柑橘屬的精油中，僅次於橙花，是最具催眠效果的一種；因為它非常甜，讓人非常放鬆，對紓解壓力有非常好的效果。

　舒壓／薰香：紅柑3滴＋橙花3滴＋乳香2滴

注意：強烈的光敏性，塗抹後不要曬到太陽。

植物分布：

中國、日本、南北美洲、義大利以及西西里。

Essential Oils 精油全書

馬鞭草 Verbena

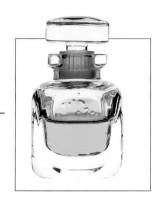

學名：過江藤屬 *Lippia citriodora*
科名：馬鞭草科 *Verbenaceae*

概說：

馬鞭草因具柑橘香氣，又稱檸檬馬鞭草。馬鞭草
生長在溫暖地區的小型落葉灌木，約兩公尺高。
葉片細長有皺褶為淡綠色，花朵呈管狀、色紫，
整株樹都會散發檸檬味。它又稱防臭木，原產於
南美洲的智利與秘魯，十七世紀才引進歐洲。

馬鞭草產量少價格昂貴，因此商人常以味道近似
的香茅或檸檬草來混充，不過只要仔細聞還是能
分辨它們的不同，因
為馬鞭草味道
非常細緻
高雅，
不容易化學合成與仿冒。

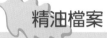
精油檔案

萃取：蒸餾葉子以及莖。
特質：香甜的檸檬味，呈黃綠色。
揮發性：快板
主要成分：檸檬醛、檸檬烯、沉香醇、蚝牛
兒醇、橙花醇、芫荽油醇。
屬性：陰
主產地：阿爾及利亞、西班牙。

馬鞭草的葉子可以製茶飲用，有鎮靜功效，減輕支氣管炎、鼻
炎、消化不良的毛病。

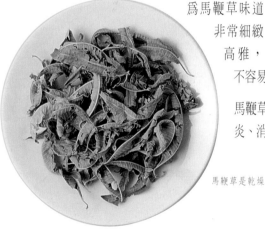

馬鞭草是乾燥花中重要的材料，泡茶飲用可幫助睡眠。

歷史：

它是比較晚被發現也是比較晚開發的植物，十七世紀自南美洲引進歐洲時，以一位植物
學家Lippia 的名字來命名，它以柑橘屬相近的Citriodora為種名，來表示它有柑橘屬水果
的味道。

引進歐洲以後，直到十八世紀園藝家們才利用它矮小灌木以及香氣的特質，來妝點庭
園，在萬國博覽會中大放異彩；也因為它的氣味，成為調酒的香料。

Citrus 柑橘類

Exotics 異國情調類

Floral 花香類

Herbs 香草類

Resins 樹脂類

Spices 辛香類

Trees 木質類

相配精油：

佛手柑、洋甘菊、天竺葵、葡萄柚、薰衣草、檸檬、橙花、甜橙、
馬丁香、歐薄荷、玫瑰、迷迭香、花梨木

使用與配方 USE & RECIPE

1.神經系統：它有減壓作用，所以因為壓力或緊張引起的胃痛、消化不良效果不錯；
它對神經系統有調和功能。

　減壓／泡澡：馬鞭草3滴＋迷迭香3滴＋甜橙2滴

2.皮膚：治療白頭粉刺、青春痘、改善浮腫以及保溼皮膚；降低發炎、牛皮癬症狀。

　護膚／抹擦：95蘆薈膠50ml＋馬鞭草3滴＋花梨木4滴＋葡萄柚3滴

3.情緒：減輕失眠、壓力以及幫助睡眠；因為它能調和副交感神經，因此能讓人放鬆
精神。

　情緒放鬆／薰香：馬鞭草3滴＋花梨木3滴＋橙花2滴

注意：光敏性強勁，必須小心使用。

植物分布：

南北美洲、加勒比海區、澳洲、歐洲。

Essential Oils 精油全書

馬丁香 Palmarosa

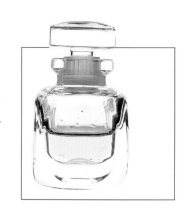

學名：香茅屬*Cymbopogon martini*
科名：禾本科*Gramineae*

概說：

自禾本科萃取的精油有三種，檸檬草(Lemongrass)、香茅(Citronella)以及馬丁香(Palmarosa)(也有人翻譯成玫瑰草，因為它的氣味近似玫瑰)。

這種熱帶植物，有細小的葉子，會開白色或淡藍色圓錐花序，它有許多罕有的成分，造成獨特又複雜的氣味，尤其它檸檬醛的含量很高，味道介在玫瑰和天竺葵之間，但它價格不貴，所以常被拿來混充玫瑰精油。

馬丁香有兩個品種，Motia和Sofia，它們的產地和成分稍有不同，Motia品質較好。

精油檔案

萃取：蒸餾葉子或花。

特質：淡黃或黃綠色，花香乾草味，非常甜並散發玫瑰般的氣味。

揮發性：快板

主要成分：檸檬醛、香茅醛、牻牛兒酯。

屬性：陽(具有高比例的陰)

主產地：馬達加斯加、巴西、印度、印尼、巴基斯坦。

歷史：

古印度人以它來作為抗菌劑，阿輸吠陀醫學中有記載，它是治療發燒和腸胃炎的有效藥草。馬丁香精油量產之後，印度人常將兩個不同品種的精油混合，換取較高的利潤，商人以搖晃後氣泡消失的速度來判斷優劣，愈快消失表示品質愈好，印度是馬丁香的原產地。

相配精油：
佛手柑、安息香、天竺葵、茉莉、杜松子、薰衣草、回青橙、玫瑰、
花梨木、檀香、伊蘭伊蘭

柑橘類 Citrus

異國情調類 Exotics

花香類 Floral

香草類 Herbs

樹脂類 Resins

辛香類 Spices

木質類 Trees

使用與配方 USE & RECIPE

1.神經系統：它抗感染效果好，對降低體溫、退燒都有幫助。對神經性厭食症效果也不錯。

　泡澡：馬丁香3滴＋迷迭香3滴＋芫荽2滴

2.皮膚：保濕效果不錯，對乾燥皮膚、老化皮膚以及皺紋都有效。

　保溼／抹擦：乳液50ml＋馬丁香4滴＋乳香4滴＋薰衣草4滴

3.情緒：安撫焦燥情緒，舒爽精神。

　薰香：馬丁香3滴＋檸檬3滴＋天竺葵2滴

注意：未知。

植物分布：
熱帶植物，印度，非洲以及印度洋上小島，南美洲。

廣藿香Patchouli

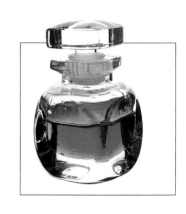

學名：廣藿香屬 *Pogostemon cablin*
科名：唇形科 *Labiatae*

概說：

它是原生於馬來西亞的灌木，可以長到三點五公尺高，葉片寬大有細毛，會開白色的花，花瓣頂端泛著紫色的光彩。這種灌木會消耗大量的泥土養分，栽植農人經常會將它跟其他植物輪種，所幸一年可採收三次，精油價格才不至於過高。

廣藿香雖然是唇形科植物，可是卻有濃重的土質味，而且時間愈久味道愈重；甚至會讓人反胃。但它的特質卻是很好的定香劑，香水工業中不可或缺的原料；複方精油中滴一滴廣藿香，可以讓氣息持久。

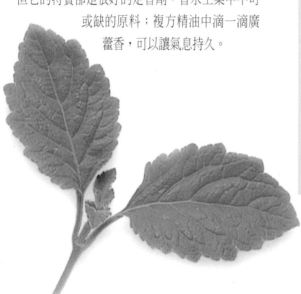

精油檔案

萃取：蒸餾曬乾的嫩葉與嫩枝。
特質：棕黃或棕綠色，味道有泥味刺鼻。
揮發性：慢板
主要成分：廣藿香烯、廣藿香醇、丁香酚、杜松烯、安息香醛。
屬性：陽
主產地：中國、印尼、菲律賓、印度以及巴西。

歷史：

它在東方國家中國、日本的傳統醫學中，經常被拿來當健胃或殺菌的藥材；東南亞國家則是將它當作驅蟲劑，像蚊蟲或毒蛇咬傷。

在印度它是傳統的薰香劑以及定香劑，印度人的抽屜或製作香包時，都會放廣藿香研碎的粉末；有名的印度紅墨水，也是以廣藿香獨特的東方氣息來吸引人。

它傳到英國應該是多虧東印度公司將東方大量的物資帶到歐洲，十九世紀風行一時的印度方巾，就是因為以廣藿香薰香所散發的氣味，吸引英國仕女；英國紡織工業

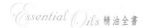

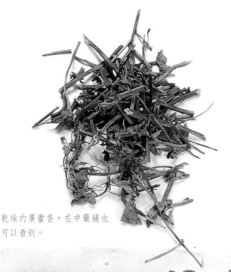

乾燥的廣藿香，在中藥舖也可以看到。

當時剛開始起步，取得這得天獨厚的配方，才將這種大方巾銷往歐陸以及美國，成為英國紡織的特殊產品。

第二次世界大戰後，時裝工業吹起東方風，以亞麻布設計的時裝，都要以廣藿香薰過，才具有神秘感。

柑橘類 Citrus

異國情調類 Exotics

花香類 Floral

香草類 Herbs

樹脂類 Resins

辛香類 Spices

木質類 Trees

使用與配方 USE & RECIPE

1. **神經系統**：對神經衰弱有幫助，強化中樞神經，高劑量有刺激作用、低劑量具有鎮靜作用，是平衡中樞系統的最佳精油。

  鎮定／薰香：廣藿香4滴＋檀香3滴＋岩蘭草3滴

2. **皮膚**：它的再生作用很強，能幫助新生細胞，對粉刺、皮膚發炎、香港腳、頭皮脂漏以及溼疹都有效。

  改善粗糙皮膚／按摩：小麥胚芽油4ml＋荷荷芭油16ml＋廣藿香2滴＋薰衣草5滴＋乳香3滴

3. **情緒**：激勵、振奮人心，消除嗜睡以及清醒。

  薰香：廣藿香2滴＋佛手柑3滴＋檸檬草3滴

相配精油：
佛手柑、黑胡椒、快樂鼠尾草、乳香、天竺葵、杜松子、薰衣草、檸檬草、沒藥、橙花、松、玫瑰、花梨木、檀香、伊蘭伊蘭

注意：低劑量使用，否則會造成反胃，失去食欲。

植物分布：
中國南方、東南亞國家的馬來西亞、印度，以及西印度群島、中南美洲的熱帶地區。

Essential Oils 精油全書

檀香Sandalwood

學名：白檀屬*Santalum album*
科名：白檀科*Santalaceae*

概說：

這是一種寄生在其他樹種上的常綠樹，最高可以長到十五公尺，有對生的卵形葉片，前端是尖形，花朵沒有花瓣，只有花萼與雄蕊；檀香必須依附周圍的喬木或灌木生長，以七年的時間來吸取其他樹木的養分而成長的檀香木，長成後被它吸取養分的樹木就會枯萎死亡。

以樹皮的顏色來分，印度檀香又有白檀、紫壇以及黃壇之分，其中白檀才是萃取精油的來源，因此檀香精油，也稱做白檀木精油。在東印度一千公尺以上的高山上，雨量充足的地方生長的檀香

檀香精油提煉自檀木的木心。

木，品質最佳，能夠萃取精油的檀香木必須要有三十年以上的樹齡，若能達到六十年的樹齡所萃取的精油，更是極品；因為此時樹心的含油量最高，香氣與油質都很好。

所以檀香精油的萃取並不容易，尤其在印度，提煉精油事業現在屬於國營事業，由印度政府控制；至今印度只有兩家檀香精油萃取工廠，以供應全世界所需。

除了白檀屬的檀香精油之外，另外有兩種檀香精油，一種專做染劑的紅色檀香(S. Pterocarpus)、一種是澳洲產的檀香(S.Spicatum)，雖然可以萃取出精油，但品質不若印度檀香，因此價格便宜許多。

精油檔案

萃取：蒸餾檀木的木心，保存六個月，以達到適當的成熟度與香氣。

特質：淡黃至黃棕色，黏稠而濃郁、香甜，有苦辣的香脂味。

揮發性：慢板

主要成分：檀香醇、檀香酸、白檀酮、樟烯。

屬性：溫和的陽

主產地：東印度。

歷史：

檀香在佛教以及印度教的祭典儀式或修行中，有獨特的地位，它的學名就是來自梵文的「Candana」，阿輸吠陀醫療中有記載，「白檀能治熱病、紫壇能去風邪。」

在佛經中也多處記載，誦念《法華經》精進者，可嗅聞檀香。在《佛說戒香經中》，也認為檀香

是最上等的香。唐朝玄奘寫的《大唐西域記》中，也有寫到唐僧一行人看到白檀木的情狀，「秣羅國的海邊有秣刺耶山，其中有白檀香樹，在夏天的時候，登於高處望之，則會看到大蛇縈繞於白檀木之上；因為白檀木性涼。」或許玄奘看到的就是全世界產白檀木精油頗負盛名的邁索爾省，從這裡也可以看出白檀木的特質。

Essential Oils 精油全書

86

雖然中國北方不產檀香，可是在李時珍的《本草綱目》中，就已經詳細記錄了檀香的用處，像腸胃道疾病的胃痙攣、嘔吐以及發炎的治療方式，也可以治膿腫以及霍亂。

十九世紀開始，歐洲的醫療界也開始研究檀香，對它治療膿腫、發炎的功效，讚不絕口；法國醫生對檀香在泌尿系統以及呼吸系統的治療案例，也貢獻卓著。

使用與配方 USE & RECIPE

1.呼吸系統：對胸腔感染之支氣管炎、肺部感染的喉嚨痛、乾咳也有效果。當黏膜發炎時，檀香能讓患者感覺非常舒服，幫助入眠。

　蒸汽吸入：檀香2滴＋沒藥1滴＋薰衣草2滴

2.神經系統：它對迷走神經有特殊效用，因此在心臟的補強上或許可以一試；它抗抽搐的特質，對神經緊張有鎮定作用。

　泡澡：檀香3滴＋杜松子3滴＋佛手柑2滴

3.免疫系統：可刺激免疫系統，預防細菌感染。還可用來治療胃灼熱。由於它收斂的特性，對腹瀉亦有幫助。

　蒸汽：檀香3滴＋茶樹3滴＋薰衣草2滴

4.生殖系統：對生殖泌尿系統助益頗大，改善膀胱炎，按摩腎臟部位，可清血抗炎。催情的特性，可改善性方面的困擾，如冷感和性無能，抗痙攣和補強的功效，能帶來放鬆和幸福的感覺。改善經性行為傳染的疾病，對性器官有淨化功能，可促進陰道的分泌作用。

　泡澡：檀香3滴＋安息香3滴＋玫瑰2滴

5.皮膚：是一種平衡的精油，對乾性濕疹及老化缺水油性的皮膚有益。使皮膚柔軟，維護真皮層的保水度，混和乳液之後，便是絕佳的頸部乳霜。改善皮膚發癢、發炎的現象。其抗菌的功效能改善面皰和感染的傷口。

　抹擦：乳液50ml＋檀香5滴＋薰衣草3滴＋天竺葵2滴

6.情緒：放鬆效果佳，可安撫神經緊張及焦慮。

　薰香：檀香3滴＋乳香3滴＋玫瑰2滴

相配精油：
羅勒、佛手柑、黑胡椒、安息香、雪松、絲柏、乳香、天竺葵、茉莉、杜松子、薰衣草、沒藥、橙花、玫瑰、岩蘭草、伊蘭伊蘭

注意：
檀香的香氣有極強的持續力，常常在衣物清洗過後，仍有香味殘留。其催情的效果眾所皆知，所以請謹慎使用。避免於沮喪時使用，因為可能會使情緒更低落。

植物分布：
南亞的印度、印度洋上的小島、太平洋上的小島、中國南方以及澳洲。

柑橘類 Citrus
異國情調類 Exotics
花香類 Floral
香草類 Herbs
樹脂類 Resins
辛香類 Spices
木質類 Trees

Essential Oils 精油全書

岩蘭草 Vetiver

學名：鬚芒草屬 *Vetivera zizanoides*
科名：禾本科 *Gramineae*

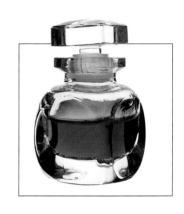

概說：

這種熱帶地區的植物，會在根部散發濃濃的香氣，十分近似檸檬草；細長的莖以及狹長的窄葉倒是沒有什麼味道。

它的根須栽植兩年以上才能挖出曬乾萃取精油，愈老的根可以萃取出愈多的精油，這種特質與檀香近似。

但它需要較長的種植時間，而且油質與水不容易分離，因此萃取過程繁複，有一種是酒精或苯萃取，但只有用蒸餾取得才有醫療價值，岩蘭草精油也變得昂貴而且混充品很多。

精油檔案

萃取：蒸餾葉子以及根。
特質：泥土氣、沉重的煙味以及溫暖的胡椒味，深棕色。
揮發性：慢板
主要成分：岩蘭酮、岩蘭醇、岩蘭烯、杜松徑。
屬性：陰(具有高度的陽)
主產地：印度、印尼。

歷史：

最早使用岩蘭草的印度人，稱它為 Khas-Khas，認為它的香氣能驅除病菌、安撫神經，而特別珍貴。他們利用岩蘭草的莖葉編成遮棚，遮風擋雨，曬乾放在衣櫥、窗戶邊以及做成草席、墊子、扇子等各種日用品。

阿拉伯人將它做成香包；印尼人以及太平洋上一些原住民將較長的莖葉拿來當屋頂，俄國人甚至將它用來薰貂皮大衣。

第一次世界大戰以後，岩蘭草跟廣藿香一樣成為製作香水的定香劑重要來源。

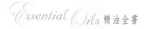

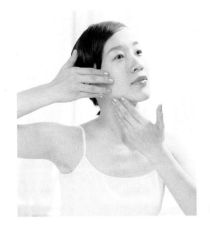

相配精油：
安息香、雪松、絲柏、乳香、天竺葵、葡萄柚、
茉莉、薰衣草、檸檬、廣藿香、玫瑰、花梨木、
檀香、伊蘭伊蘭

岩蘭草精油對油性皮膚有改善作用。

使用與配方 USE & RECIPE

1.神經系統：平衡中樞神經，讓人神清氣爽；增強免疫力，抗壓效果好；
強化紅血球，活血功能不錯。

　　泡澡：岩蘭草2滴＋迷迭香3滴＋回青橙3滴

2.皮膚：對油性皮膚以及痤瘡有效。

　　抹擦：95蘆薈膠50ml＋岩蘭草3滴＋玫瑰2滴＋絲柏3滴

3.情緒：有鎮靜平衡感，對壓力大、焦慮、失眠以及憂慮功效不錯。

　　薰香：岩蘭草3滴＋花梨木3滴＋馬鬱蘭2滴

植物分布：
熱帶地區如印度、印尼、太平洋上的小島以及
中南美洲。

柑橘類 Citrus
異國情調類 Exotics
花香類 Floral
香草類 Herbs
樹脂類 Resins
辛香類 Spices
木質類 Trees

伊蘭伊蘭

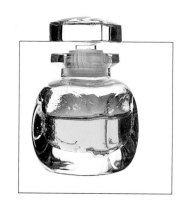

Ylang-Ylang

學名：康納加屬 *Cananga odorata*
科名：番荔枝科 *Anonaceae*

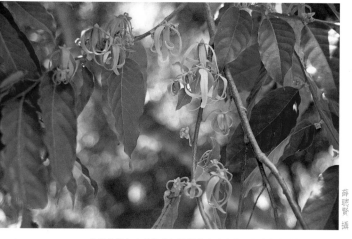

伊蘭伊蘭細小的枝幹如柳樹般向下垂吊，卻有寬大的葉子。

薛聰賢 攝

精油檔案

萃取：自新鮮的黃色花朵萃取最優質的精油。

特質：無色或黃色，流質狀、清澈而有奇香且厚重。

揮發性：中板至慢板

主要成分：甲基苯、甲基水楊酸、丁香酚、牻牛兒醇、沉香醇、黃樟腦。

屬性：陰

主產地：爪哇、馬達加斯加、菲律賓、留尼旺島、西塞爾。

概說：

它又叫做「香水樹」；原產於菲律賓的熱帶樹種，約三十公尺高、細小的枝幹如柳樹般向下垂吊，卻有寬大的葉子，夏天會開黃色、紫色或粉紅色的小花。約需栽種五年以後才能採收花朵萃取精油，直到十年的樹齡也是產量最大的時間。

用來蒸餾精油的是黃色的小花，蒸餾過程中最先流出來的精油香氣最濃，末段蒸餾出來的精油氣味沒有那麼濃郁。雖然它原產於菲律賓，引進各熱帶島嶼栽植後，在印度洋上的留尼旺島、西塞爾反而有更好的亞種出現，稱作Cananga。

歷史：

南洋群島的原住民女性都以它混合椰子油來當護髮油，印尼人在雨季時以它塗抹身體預防傳染病。

歐洲人發現它時，發現它跟水仙的氣味很接近，並且更濃郁，開始嘗試拿來製作香水，後來研發出一種髮油稱Macassar，就是以伊蘭伊蘭為主要成分的精油。

十九世紀伊始，歐洲的醫生開始嘗試使用在醫療上，像瘧疾、熱病等熱帶性傳染病的治療都是因使用它，而發現它的療效。

它最大的功能在催情作用，從早期印尼人在新婚夫婦的床上撒滿伊蘭伊蘭花瓣就可略知一二，在近代的醫療研究上，的確也發現它這方面的功效卓著。

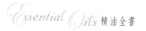

柑橘類 Citrus

異國情調類 Exotics

花香類 Floral

香草類 Herbs

樹脂類 Resins

辛香類 Spices

木質類 Trees

使用與配方 USE & RECIPE

1.神經系統：它抗沮喪和催情的特性，用來幫助改善性冷感和性無能。對神經系統有放鬆的效果，但使用時間過長反而會引起反效果。

　　泡澡：伊蘭伊蘭3滴＋玫瑰3滴＋薰衣草2滴

2.呼吸系統：對呼吸急促和心跳急促特別有效，其鎮定的特性可以讓人放鬆。

　　蒸汽：伊蘭伊蘭1滴＋乳香1滴＋絲柏3滴

3.生殖系統：平衡荷爾蒙，調理生殖系統的問題，可稱為子宮補藥，用在剖腹生產之後，能給產婦一種溫暖的感受。

　　按摩：甜杏仁油10ml＋杏桃仁油10ml＋伊蘭伊蘭5滴＋玫瑰3滴＋茉莉2滴

4.循環系統：既能降低高血壓，也能預防低血壓以及心悸，因為它的平衡作用很好又有激勵作用。

　　泡澡：伊蘭伊蘭3滴＋羅馬洋甘菊2滴＋薰衣草3滴

5.皮膚：平衡皮脂分泌，所以對油性和乾性皮膚都有幫助。對頭皮也有刺激及補強的效果，使新生的頭髮更具光澤。

　　抹擦：95蘆薈膠50ml＋伊蘭伊蘭4滴＋羅馬洋甘菊4滴＋橘子4滴

6情緒：適合在容易興奮的情況下使用，可調節腎上腺素的分泌，放鬆神經系統，使人感到歡愉。可紓解憤怒、焦慮、震驚、恐慌以及恐懼的情緒。

激勵效果好，有心悸或低血壓神經質、情緒化者，可隨身攜帶小瓶的伊蘭伊蘭精油，緊張時，在手帕上滴幾滴精油做深呼吸。

對婦女生產過後引發的產後憂鬱症也有幫助。

　　薰香：伊蘭伊蘭3滴＋花梨木3滴＋雪松2滴

相配精油：

佛手柑、絲柏、天竺葵、茉莉、薰衣草、檸檬、香蜂草、橙花、廣藿香、回青橙、玫瑰、花梨木、檀香

植物分布：

　　熱帶地區的島嶼，南印度洋、南太平洋以及台灣、菲律賓。

注意：低劑量使用，劑量太高容易引起頭昏、反胃；刺激極敏感皮膚，發炎的皮膚和濕疹最好不要用。

洋甘菊 Chamomile

概說：

洋甘菊用來製成精油的有兩種，羅馬洋甘菊(學名：Anthemis nobilis 黃春菊屬)與德國洋甘菊(Matricaria chamomilla母菊屬)，是一種常年生的植物。原產於英國，蔓延於歐洲、北非和少數的亞洲地區，是英國最早使用的藥草之一。

無論是羅馬洋甘菊或德國洋甘菊，均為三十公分左右的高度、花中心為黃色、花瓣白色、葉子有點毛茸茸的，外型很像雛菊類。此類植物最適合栽種在多陽、土質含沙的土壤中，在十八世紀的畫作中經常可見到，因為它又稱舖地草，是歐洲人在園藝中喜歡種植於籬笆旁邊的小花朵。

在花成的時候，用剪刀自葉柄剪下花朵，把花瓣鋪在棉布上，讓它乾燥，可製成花茶，洋甘菊是除了薄荷之外，英國人最愛喝的飲料之一，它有健胃、保肝、促進消化、穩定神經系統等多項功能。

分辨兩種洋甘菊的不同，在於它們的化學成分，以及它們在蒸餾的過程中會產生的天藍油烴多寡，德國洋甘菊所含的天藍油烴比例高於羅馬洋甘菊，所以顏色呈深藍色，而羅馬洋甘菊呈淡黃色。

另外有一種洋甘菊精油稱為摩洛哥洋甘菊(Chamomile moroccan/Ormenis mixta)，這種主產地在西北非、摩洛哥以及西班牙南部的混合洋甘菊，品質較差，不建議使用此種精油作為療效用。

歷史：

它的名字源自希臘文的「地上的蘋果」，拉丁種名也有「高貴的花朵」的意思。古埃及人把它獻給太陽，因為它能治熱病，也有記載它是獻給月亮的植物，因為清涼解渴；在一些埃及藥典中，也有記錄它安撫歇斯底里病人的用法。

將洋甘菊的效用發揮到極至的是英國人，早在盎格魯薩克遜人到達英倫三島時，就是那個地區的藥草之一，可能那裡是洋甘菊的原產地吧。至於歐洲各地，中世紀時管它叫「舖地草」，因為到處都有人將它當作庭園草坪的植物。

德國洋甘菊

German Chamomile

學名：母菊屬 *Chamomilla/chamomilla recutita*

科屬：菊科 *Compositae*

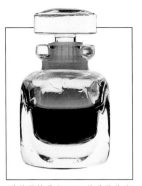

洋甘菊精華油：97%的荷荷芭油
混合3%的純德國洋甘菊精油。

德國洋甘菊的外型很像羅馬洋甘菊，不過德國洋甘菊比較小(約三十公分高)，花瓣較少、花心較小，除此之外，它還是一年生的植物。

用蒸餾提煉藍色品種的德國洋甘菊，其精油會呈現獨特的深藍色，近似藍黑墨水，原因是在蒸餾過程中，把植物中的藍色分子分解出來。聞起來也比羅馬洋甘菊強烈，甜甜的，如蘋果味、還帶點讓人有醉意的清香味。

甘菊茶自古就被認為
可以幫助消化。

精油檔案

萃取：蒸餾自花朵，有蘋果般的香味。

特質：顏色較深、精油作用較強但較不刺激。

屬性：陰

揮發度：中板

化學成分：小回香醛、天藍烴。

精油主產國：東歐、埃及、北美、

相配精油：

佛手柑、黑胡椒、肉桂、快樂鼠尾草、芫荽、茴香、乳香、薰衣草、橙花、馬丁香、玫瑰、迷迭香、花梨木

由於德國洋甘菊也是屬於萃取不易的花瓣精油，在台灣一瓶10ml售價至少要上萬元，所以進口業者多半添加基礎油調製成混合油出售，價格較易為大眾接受。

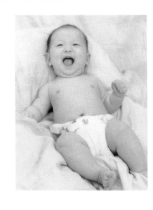

洋甘菊溫和的特質，很適
合寶寶尿布疹的問題。

柑橘類 *Citrus*

異國情調類 *Exotics*

花香類 *Floral*

香草類 *Herbs*

樹脂類 *Resins*

辛香類 *Spices*

木質類 *Trees*

羅馬洋甘菊
Roman Chamomile

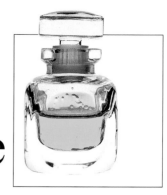

學名：黃春菊屬 *Anthemis nobilis*
科名：菊科 *Compositae*

為多年生的植物，原分布在南歐到西歐，現在很多國家都看得到。花心為黃色、花瓣為白色，高度可以長到六十公分。蒸餾而成的精油顏色呈現黃色，帶點甜甜的草本味。

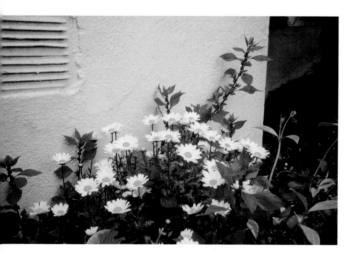

精油檔案

萃取：蒸餾自花朵，有蘋果般的香味。

特質：淺黃色。

屬性：陰

揮發度：中板

化學成分：甲基酪胺酸、甲基丙烯酸、天藍烴

精油主產國：比利時、保加利亞、英國、法國、匈牙利、義大利

相配精油：
佛手柑、快樂鼠尾草、茉莉、玫瑰、天竺葵、薰衣草

注意：
通經，所以懷孕前四個月勿用。勿高濃度使用。傷口紅腫應冷敷使用。勿與艾草類精油弄混(色澤相同)。

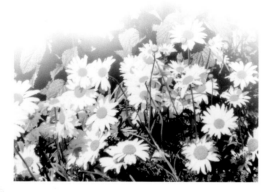

使用與配方 USE & RECIPE

1. **神經系統**：疼痛治療效果不錯，如偏頭痛、耳痛、牙痛；或是歇斯底里症狀。

    頭痛／按摩：小麥胚芽油4ml＋葡萄籽油16ml＋德國洋甘菊5滴＋薰衣草3滴＋玫瑰2滴

2. **消化系統**：對胃脹氣、排泄有不錯的功效，胃潰瘍、腹痛腹瀉都可以用。

    胃脹氣／按摩：甜杏仁油10ml＋杏桃仁油10ml＋德國洋甘菊5滴＋薑3滴＋豆蔻2滴

3. **肌肉系統**：肌肉酸痛到喉嚨痛都可以用。

    肌肉痛/按摩：甜杏仁油16ml＋小麥胚芽油4ml＋羅馬洋甘菊5滴＋薰衣草3滴＋馬鬱蘭2滴

4. **骨骼系統**：關節炎、肌腱扭傷、關節腫痛，是良好的關節按摩精油。

    關節炎／按摩：小麥胚芽油5ml＋金絲桃油5ml＋甜杏仁油40ml＋德國洋甘菊10滴＋杜松子7滴＋迷迭香8滴

5. **泌尿系統**：解除泌尿結石，洗澡時滴幾滴洋甘菊精油，除了對膀胱發炎有效外，也可以預防腎結石。

    膀胱發炎／盆浴：德國洋甘菊6滴＋杜松子2滴＋檀香1滴

6. **生殖系統**：通經劑，對經血過少、經期疼痛、月經不規則、子宮出血、陰道炎、陰部搔癢的婦女病都有用。

    按摩：甜杏仁油10ml＋杏桃仁油10ml＋德國洋甘菊5滴＋玫瑰3滴＋天竺葵2滴

7. **皮膚**：對乾性、敏感皮膚極好。面皰、皰疹、濕疹、癬、微血管破裂；同樣的可以用來保護臉部最敏感的眼皮肌膚，拿來做眼霜也不錯。它可說是皮膚最佳精油之一。

    臉部抹擦：95蘆薈膠50ml＋德國洋甘菊5滴＋薰衣草3滴＋乳香2滴

8. **情緒**：有安撫作用，失眠、緊張以及憂鬱不安，可以紓解焦慮，讓人感到天下太平。

    薰香：羅馬洋甘菊4滴＋橙3滴＋雪松2滴

9. **嬰兒**：它溫和的特質，是最適合讓嬰兒使用；若要幫嬰兒按摩，溫和的洋甘菊精油是首選。

    按摩：甜杏仁油20ml＋德國洋甘菊3滴＋薰衣草1滴＋橘子1滴

柑橘類 Citrus

異國情調類 Exotics

花香類 Floral

香草類 Herbs

樹脂類 Resins

辛香類 Spices

木質類 Trees

天竺葵

Rose Geranium

學名：天竺葵屬 *Pelargonium graveolens*
科名：牻牛兒科 *Geraniaceae*

概說：

天竺葵雖有「天竺」之稱，不過它並非來自印度，而是原產於非洲。在南歐經常見籬笆外種約三十公分高鋸齒狀葉子的植物，它會開小紅花，天竺葵種類繁多，有七百多種，不過能提煉精油的天竺葵只種在地中海沿岸的南歐以及北非，尤其是西印度洋的留尼旺島。

萃取天竺葵精油的植物是一種稱為「Pelargoniums」的天竺葵屬植物，而非一般常見的「Geranium」（天竺葵）。用來提煉天竺葵精油的植物以「玫瑰香天竺葵」(P. graveolens)以及「Pelargoniums radens」與「P. capitatum」兩個種系的混種為主。

天竺葵的葉子含有豐富的精油，會散發出一種特殊味道，東方人嫌它刺鼻，避之惟恐不及，而西方人卻認為是香味，還拿來做香水的原料。最近育種學家利用遺傳工程的新科技，把香茅的基因轉移入天竺葵細胞內，「製造」出一種新植物叫做「防蚊樹」，它的氣味據說有很好的驅蚊效果。

台灣常見的天竺葵。

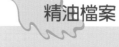

精油檔案

萃取： 採集花及葉的部分蒸餾而成。

特質： 精油無色或呈淡綠色、氣味甜而略重，有點像玫瑰，又稍稍像薄荷，所以常被用來假冒玫瑰精油，也常被用於製造女性香水的中味。

揮發性： 中板

主要成分： 牻牛兒酸、牻牛兒醇、香茅醇、松油醇、檸檬醛、薄荷酮、丁香酚、檜烯。

屬性： 陰性

主產地： 法國、留尼旺島、西班牙、摩洛哥、埃及、義大利。

歷史：

早在19世紀，法國人就做起天竺葵的精油生意，但今日大多數的精油都產自留尼旺島，這個島嶼位於西南印度洋上，原本叫波旁島。最早被使用的品種應該是P.capitatum，這種天竺葵長得比

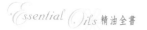

柑橘類 Citrus

異國情調類 Exotics

花香類 Floral

香草類 Herbs

樹脂類 Resins

辛香類 Spices

木質類 Trees

較小，但精油含量甚高，直到今天還有人使用野生的品種。本世紀初期，摩洛哥開始大量生產天竺葵精油。它的香味經常被用於香水和肥皂中，或是假冒大多數的香料。

早期歐洲人常以天竺葵治療傷口或驅蟲，因此才會成為住家周圍的觀賞植物之一。在草藥經典中也曾記載，它是治療骨折的植物之一，可見它收縮傷口的效果不錯，甚至有紀錄談到它使腫瘤消失的能力。

使用與配方 USE & RECIPE

1.消化系統： 可淨化黏膜組織，特別是消化系統的黏膜，對胃炎和結腸炎也有所幫助。

2.泌尿系統： 具有利尿的特性，可幫助肝、腎排毒，所以也能幫助上癮者戒除菸癮、酒癮。還可處理黃疸、腎結石和膽結石，以及糖尿病與泌尿道感染。改善水分滯留症狀及腫脹的足踝。

　防泌尿道感染／盆浴：天竺葵3滴＋杜松子2滴＋佛手柑3滴

3.內分泌系統： 刺激淋巴系統以避免感染，排除廢物，它也能強化循環系統，使循環更通暢。對喉部及唇部的感染有療效，並能安撫神經痛。

　按摩：甜杏仁油20ml＋天竺葵5滴＋檀香3滴＋快樂鼠尾草2滴

4.生殖系統： 它有調節荷爾蒙的功能，是很具平衡性的精油，因此對經前症候群、更年期問題有用，改善乳房的充血及發炎、脹痛。

　產後乳房脹痛／按摩：杏桃仁油20ml＋天竺葵5滴＋橙花2滴＋薰衣草3滴

5.皮膚： 平衡皮脂分泌，對鬆垮、毛孔阻塞及油性皮膚也很好，堪稱一種全面性的潔膚油。由於天竺葵能促進血液循環，使用後會讓蒼白的皮膚較紅潤有活力。

　油性皮膚／抹擦：乳液50ml＋天竺葵4滴＋玫瑰3滴＋佛手柑2滴

6.情緒： 撫平焦慮、沮喪，還能提振情緒，讓心理恢復平衡。而且由於它也能影響腎上腺皮質，因此能紓解壓力。

　紓壓／薰香：天竺葵3滴＋葡萄柚3滴＋伊蘭伊蘭2滴

相配精油：

羅勒、佛手柑、雪松、肉桂、快樂鼠尾草、茉莉、薰衣草、檸檬、橙花、玫瑰、迷迭香、檀香

注意：
可能刺激敏感皮膚，避免使用純劑在皮膚上。能調節荷爾蒙，懷孕期間避用。

植物分布：
世界各地不會降霜的地方：從中國、俄羅斯到非洲、埃及、摩洛哥、地中海區域。

茉莉 Jasmine

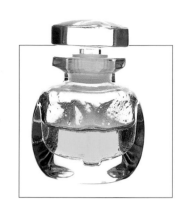

學名：茉莉屬 *Jasminum grandiflorum / officinalis*
科名：木樨科 *Oleaceae*

概說：

它有「精油之王」的稱號，有三百多個品種，主要有兩種類型，常綠灌木或爬藤植物；花朵有白色或黃色，通常是管狀白花，結成圓錐花序。

茉莉花是製作香水重要的凝香劑，但是生產過程非常麻煩，因為茉莉花化學分子在夜間分泌特別旺盛，必須在夜間摘採花朵，讓收集下來的花朵釋放精油數日；萃取過程也非常繁複，先在橄欖油中浸泡數日，再以酒精萃取橄欖油，留下茉莉精油，當然也有以酒精直接萃取的精油，但是品質不佳，沒有真正的療效。

精油檔案

萃取：脂吸法或以溶劑萃取花瓣。

特質：色深，具黏性氣味，非常濃郁的一種異國情調。

揮發性：中板至慢板

主要成分：茉莉花酮、苯甲醇、苯甲酸、吲哚、沉香醇。

屬性：陽(稀釋時偏陰)

主產地：北非的埃及、阿爾及利亞、摩洛哥，以及歐洲地中海沿岸的義大利、法國、西班牙。

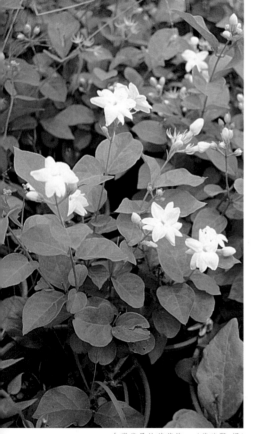

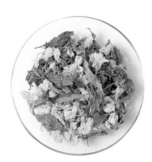

歷史：

在中國最有名的茉莉花茶，取其香味廣為飲茶者所好；在印度有「樹叢月光」之稱，因為它在夜晚氣味特別濃郁，香氣襲人，印度人也是最早拿茉莉來做油膏，在祭典儀式中薰香。

茉莉的英文名稱則來自阿拉伯文的yesmin，土耳其的茉莉為爬藤狀，常被拿來當繩索。

台灣常見的茉莉花。（薛聰賢 攝）

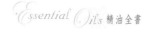

大約八百萬朵茉莉花才能提煉出一公斤精油，所以它的價格和同屬花瓣精油的玫瑰花、洋甘菊、橙花，都屬於較貴的精油。在台灣，一瓶10ml的茉莉花純精油就要新台幣15000元左右。

相配精油：
佛手柑、乳香、天竺葵、橙花、甜橙、馬丁香、迷迭香、花梨木、檀香

使用與配方 USE & RECIPE

1.生殖系統：是女性的最佳精油，減輕女性經痛、舒緩子宮痙攣；在生產時，是最佳精油，能強化子宮收縮，加速生產，尤其對平緩生產陣痛，效果顯著。以茉莉精油按摩下腹部或腰部，有舒緩陣痛功能。在產後也可以用它來減輕產後憂鬱症。在男性方面，可以改善前列腺肥大症以及增強性功能，增加精子數，適用於男性不孕、陽痿、早洩。

　助產、止生產陣痛／生產陣痛／按摩：甜杏仁油40ml＋小麥胚芽油10ml＋茉莉3滴＋薰衣草3滴＋杜松子2滴

2.皮膚：是護膚良方，對乾燥、缺水、過油以及敏感的肌膚、溼疹、發炎具調理作用。它也適合所有類型肌膚，因為具有消炎、鎮定效果，在淡化疤痕與妊娠紋上，也聲譽卓著。

　護膚／乳液：乳膠50ml＋茉莉3滴＋薰衣草4滴＋羅馬洋甘菊4滴

3.情緒：它是陽性溫暖的精油，可以增加愛欲及性感，低劑量使用可幫助睡眠。使人精神愉快，忘記煩惱。驅逐憂鬱、沮喪，可以安撫神經、產生正面的感受、恢復精力。

　安撫神經／薰香：茉莉3滴＋甜橙3滴＋檀香2滴

⚠ 注意：劑量太高會讓人感到沉重，使用劑量必須非常低，如0.25%即足，否則會干擾注意力。除此，妊娠期避免使用，只能在催生時協助生產。過度使用會干擾體液。高敏感肌膚避免使用。

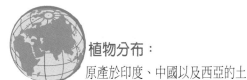

植物分布：
原產於印度、中國以及西亞的土耳其、伊朗一帶；傳至歐洲後在地中海沿岸的法國、西班牙適應最好，蔓延於北非一帶，在埃及繁殖最快且品質最好。

柑橘類 Citrus

異國情調類 Exotics

花香類 Floral

香草類 Herbs

樹脂類 Resins

辛香類 Spices

木質類 Trees

Essential Oils 精油全書

薰衣草 Lavender

學名：薰衣草屬 *Lavandula officinalis*
科名：唇形科 *Labiatae*

概說：

薰衣草主要分為5大類、28個品種，顏色由白色、紫色至藍色都有。這種約一公尺高，莖幹細長、葉片細小狹長有灰色的絨毛，花朵為穗狀灰藍色形成花串，也是精油主要的萃取部位；但整株薰衣草都有油脂腺分布，所以不論是搓揉莖幹或葉子，都會有淡淡的香氣跑出來，味道很容易被一般人接受。

薰衣草精油是最為廣泛使用的精油，也是少數能直接塗抹於皮膚上的精油之一，建議剛開始使用精油的人，可以從薰衣草精油開始下手。

由於品種非常多，並且不斷有新的

野生種出現，購買精油時要特別注意是哪一種薰衣草精油。最純粹、能在醫療上使用的只有 Lavandula officinalis，即所謂的真正薰衣草或藥用薰衣草。在工業上拿來當成香料添加劑多的是「醒目薰衣草」(Lavandin)，它是薰衣草與穗花薰衣草的混生種，是很好的芳香劑。另外常見的「穗花薰衣草」(Lavender spike)，也被廣泛用在香皂、洗髮精等清潔用品上。還有特別要注意的是「頭狀薰衣草」(Lavender stoechas)，具強烈毒性，含有大量的酮，不宜自行使用。

精油用的薰衣草適合栽種在高山上。

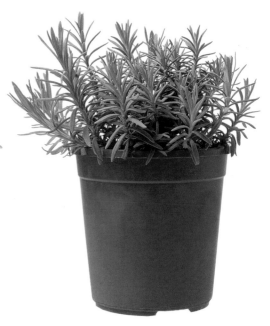

狹葉薰衣草俗稱英國薰衣草(English Lavender)，所萃取出的薰衣草精油香味被視為最上品，多用在醫療上。

Essential Oils 精油全書

歷史：

我們現在熟悉的薰衣草(Lavender)，在十八世紀時，一直被稱爲「espic」，而在香草之鄉普羅旺斯，薰衣草則被暱稱爲「epi」。Lavender一字源於拉丁文的「Lavare」，有洗淨的意思。衆所周知羅馬人喜歡沐浴泡澡，它就是羅馬人喜歡的泡澡香草植物之一。傳至英國之後，英國名媛淑女喜歡用薰衣草來薰香、做香包。

薰衣草精油最有名的故事就是法國香水城的化學家蓋提佛斯(Gattefosse)，在一次實驗中不愼被燒傷，緊急將手浸泡在薰衣草水中，發現傷口迅速痊癒的神奇療效，引發他鑽研薰衣草功能的興趣，出版第一本「芳香療法」（Aromatherapy）專書。在第一次大戰期間，歐洲的一些軍醫如Dr. Jean Valet以薰衣草來治士兵傷癒。

更早之前，十六世紀的歐洲人即用薰衣草來驅蟲、殺蟲，莎士比亞的劇本中就曾經出現薰衣草，拿來當催情配方。

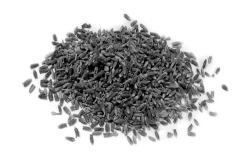

擷取薰衣草的花，可以泡茶飲用，有緩和頭痛並鎮靜神經的作用。

精油檔案

萃取：蒸餾自花朵。

特質：黃色或黃綠色，非常清新的香味，會帶一些些苦味。

揮發性：中板到快板

主要成分：龍腦、牻牛兒醇、牻牛兒酯、薰衣草醇、薰衣草酯、沉香醇、檸檬烯、丁香油烴、香豆素、松油萜。它的成分非常多且複雜，也是薰衣草能跟大部分精油融合且使用在各種配方的原因之一。

屬性：中性（陰偏陽）

主產地：法國普羅旺斯、英國諾福克、塔斯馬尼亞島、歐洲三千公尺高的山上產的薰衣草，品質最佳。

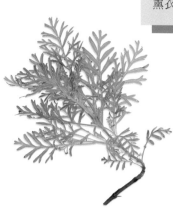

羽葉薰衣草(Pinnata)：在台灣最受人喜愛的是薰衣草品種，花期最長，在日本有個卡哇伊的名稱——「蕾絲薰衣草」。一年四季都會開出淡粉色系的花串，唯獨香味不佳，屬於「視覺系」的觀賞薰衣草。

柑橘類 Citrus
異國情調類 Exotics
花香類 Floral
香草類 Herbs
樹脂類 Resins
辛香類 Spices
木質類 Trees

Essential Oils 精油全書

使用與配方 USE & RECIPE

1. 呼吸系統：抗痙攣的特質，對支氣管炎、氣喘、黏膜發炎，以及感冒喉嚨發炎都有用。

   蒸汽吸入：薰衣草2滴＋茶樹2 滴＋絲柏1滴

2. 神經系統：安撫激動情緒、改善失眠、偏頭痛以及緊張恐慌，其他神經性的精神問題，
如歇斯底里、顫抖、抽搐，甚至輕微癲癇都有效。

   改善失眠／薰香：薰衣草3滴＋乳香3滴＋快樂鼠尾草3滴

3. 消化系統：幫助胃蠕動、刺激膽汁分泌；反胃、嘔吐、腹絞痛以及胃脹氣等有效。

   胃脹氣／按摩：甜杏仁油20ml＋薰衣草6滴＋檸檬2滴＋歐薄荷2滴

4. 泌尿系統：抗炎特質，可以治療膀胱炎以及尿道炎。

   尿道感染／盆浴：薰衣草3滴＋檀香3滴＋杜松子2滴

5. 循環系統：刺激白血球增生、降高血壓、心悸以及對心臟問題等，都有鎮靜效果。

   降血壓／薰香：薰衣草3滴＋伊蘭伊蘭3滴＋甜橙2滴

6. 生殖系統：經血量太少、經痛、白帶以及幫助生產不適，舒緩產後疼痛。

   經期疼痛／按摩：甜杏仁油20ml＋薰衣草4滴＋天竺葵3滴＋玫瑰3滴

7. 骨骼系統：對關節炎、關節痛有功效。

   關節痛／按摩：甜杏仁油20ml＋薰衣草4滴＋迷迭香3滴＋德國洋甘菊3滴

8. 肌肉：止痛特性，肌肉痙攣、扭傷、肌肉疲累。

   肌肉扭傷／按摩：甜杏仁油20ml＋薰衣草4滴＋迷迭香3滴＋馬鬱蘭3滴

9. 皮膚：它的平衡特質，對任何狀態的皮膚以及平衡皮脂分泌都有用；所以面皰、曬傷、
濕疹、乾癬、發膿、疤痕均可。

   當護髮劑，對禿頭有些幫助。

   溼疹／抹擦：乳液50ml＋薰衣草6滴＋德國洋甘菊2滴＋佛手柑2滴

醒目薰衣草(Lavandin)常混充薰衣草販售，因為醒目薰衣草的生產成本較低。若不小心使用到醒目薰衣草，則藥效全無。醒目薰衣草的價格是薰衣草的三分之一。

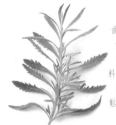

齒葉薰衣草(Lavendula den-tate)邊緣呈鋸齒狀細長葉，花葉用途廣泛，可當食物香料、花草茶材料等等，適合拿來沐浴泡澡，有助血液循環、鬆弛身心，防止蚊蠅叮咬。

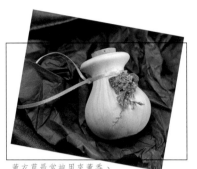

薰衣草最常被用來薰香、香包用。

使用與配方 USE & RECIPE

10.情緒：有鎮靜的特質，能淨化、安撫心靈，減輕憤怒情緒；平衡中樞神經，讓人保持平靜，消除頭痛、神經緊張、憂慮以及生氣。

壓力／薰香：薰衣草3滴＋橙花3滴＋回青橙2滴

11.在清潔上可當殺蟲劑，驅走蚊蟲，還能消毒咬傷，以及淨化空氣。

薰衣草也是嬰幼兒可以使用的精油之一，因爲它的溫和，是除了洋甘菊之外最適合嬰兒使用的精油。諸如，腹痛、胃脹氣、過敏、感染或者幫助睡眠。

相配精油：

洋甘菊、肉桂、快樂鼠尾草、天竺葵、茉莉、迷迭香、花梨木、檸檬、檸檬草、綠花白千層、廣藿香、歐薄荷、百里香

注意：

低血壓的人用了薰衣草精油後，會發生呆滯的現象。它也是通經藥，所以避免在懷孕初期使用。

植物分布：

歐洲各地都可以看到薰衣草的蹤影，尤其是西歐、南歐以及地中海沿岸，幾乎遍布薰衣草。

Essential Oils 精油全書

玫瑰 Rose

學名：薔薇屬 *Rosa damascena*
科名：薔薇科 *Rosaceae*

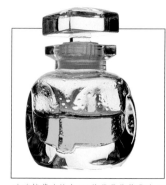

玫瑰精華油結合97%的荷荷芭基礎油，
以及3%成分的玫瑰精油。

概說：

二十一世紀的玫瑰大概有上千種，幾乎每年的世
界玫瑰大展都會有新的品種出現，從人類對它的
關注來看，玫瑰堪稱花中之后無愧。

它原產於東方，最原始的品種含野生種就有二百
五十種之多，萃取精油的玫瑰稱「香味玫瑰」，
主要有四種：

◎ 原產於法國的「紅玫瑰」（R. Gallica），又稱
「法國玫瑰」、「普羅茵玫瑰」（Provins Rose），是
大部分混種玫瑰的始祖。

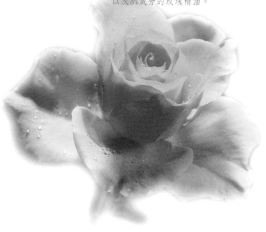

◎ 原產於法國的「百葉玫瑰」（R. Centifolia，也
翻成五月玫瑰），又稱「普羅旺斯玫瑰」
（Provence Rose）、「伊斯帕罕玫瑰」（Ispahan Rose）
或「摩洛哥玫瑰」（Morocco Rose），爲紅玫瑰的
子代，所萃取的玫瑰精油，香氣較濃郁。現在主
產地在摩洛哥。

◎ 原產於保加利亞、土耳其的「大馬士革玫瑰」
（R. Damascena），又稱土耳其玫瑰、保加利亞玫
瑰，這種玫瑰萃取的精油香氣甜蜜。

◎ 「波旁玫瑰」（R. Bourbonica）它是「紅玫瑰」
與「中國玫瑰」（R. Chinensis，原生於中國四川
一帶，現在以印度跟阿拉伯國家產量最大）的混
種，主產於印度。

無論是哪一個品種的玫瑰，都以在大馬士革玫瑰
萃取的精油爲最貴，又有「保加利亞奧圖玫瑰精

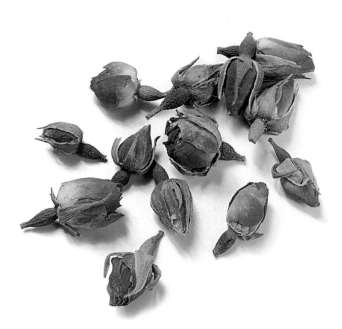

乾燥的玫瑰花可以入茶用，具有養顏、活絡全身血
脈、預防便秘的功效。

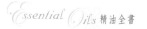

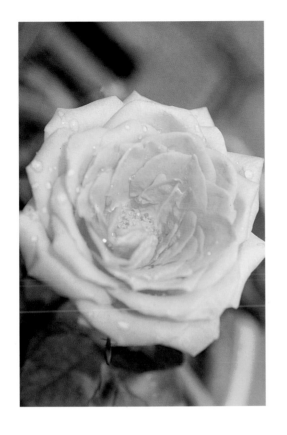

油」（Bulgarian Rose Otto）之稱；一九〇四年，保加利亞地區發明了一種溶劑萃取大馬士革玫瑰精油，這種萃取法成為最普遍的萃取玫瑰精油的方法。在此之前，土耳其人以蒸餾大馬士革玫瑰為主要生產方式，因此至今土耳其境內仍有許多玫瑰精油蒸餾廠。

由於保加利亞的萃取技術，在巴爾幹半島地區，一千三百英尺高的山區栽種了全世界品質最好的大馬士革玫瑰；當然目前土耳其以及摩洛哥還是有生產大馬士革玫瑰精油。

在玫瑰栽植區，五月時節玫瑰盛開時，摘採工人會在午夜時分，以非常迅速的動作將一朵朵玫瑰摘下，在玫瑰園旁邊的萃取工廠，將新鮮的花瓣放在蒸餾鍋內，開始萃取精油的程序；要盛滿萃取出來的玫瑰膏，需要二十四小時，且工人半步不能離開蒸餾鍋，可說是耗時耗力的工作。

這麼詳細介紹玫瑰的品種，主要是因為它萃取不易，萃取一公斤的玫瑰精油，需要3000-5000公斤的玫瑰，因此購買時一定要注意它的產地、學名、價格，以免買到添加天竺葵或其他具有玫瑰氣味的不純品。

精油檔案

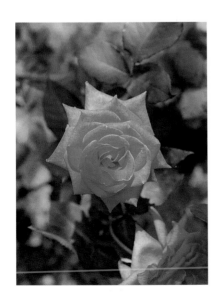

萃取：水蒸餾法；玫瑰花瓣之外，雄蕊也含有一些油質，可與花瓣一起萃取。

特質：淡淡的黃綠色，芳香撲鼻。在低溫下（攝氏15度至18度），精油表面會形成一層薄薄閃亮的玫瑰蠟結晶；手溫即可回復正常。

揮發性：中板至慢板

主要成分：香茅醇、牻牛兒醇、橙花醇、苯乙醇、倍半萜環狀醇。

屬性：陰

主產地：摩洛哥、土耳其、法國、保加利亞。

柑橘類 Citrus
異國情調類 Exotics
花香類 Floral
香草類 Herbs
樹脂類 Resins
辛香類 Spices
木質類 Trees

相配精油：

佛手柑、洋甘菊、豆蔻、雪松、肉桂、快樂鼠尾草、乳香、天竺葵、茉莉、薰衣草、檸檬、香蜂草、橙花、甜橙、馬丁香、廣藿香、花梨木、檀香。

歷史：

玫瑰在各個古文明國家，都有非常豐富浪漫的傳說，在栽種以及使用上也有詳盡的記載。阿拉伯人說玫瑰是穆罕默德眉尖上滴下的汗珠，希臘神話中，愛神丘比特以玫瑰賄賂沉默之神，要他透露維納斯的戀情，玫瑰成為「沉默的象徵」，因此西方人餐桌上方的天花板通常會雕飾玫瑰，表示「守口如瓶」。

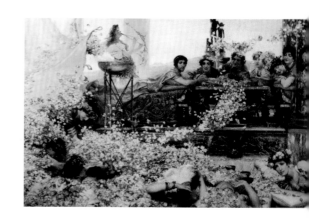

在中國歷史上，最引人注目的恐怕是北宋時期，趙家王朝為了取得玫瑰膏，曾派間諜到北方契丹人的宮廷中，只為了竊取契丹人進貢的玫瑰膏。

古羅馬人與希臘人更不用說，大作家荷馬在《伊里亞德》與《奧得賽》中都大大的讚美了玫瑰一番：羅馬人在筵席時，遍撒玫瑰以示歡迎以及防醉酒。埃及豔后跟玫瑰的故事，更是說不完，在埃及木乃伊中最華麗的裝飾就是玫瑰；更不用說西方古文明國家都有以玫瑰來祭祀的傳統。

玫瑰最負盛名的傳說恐怕是波斯人的豪華婚禮了，征服波斯的蒙古人皇帝，為了討波斯公主的歡心，將環繞皇宮的花園渠道撒滿玫瑰花瓣，也因為這樣，在太陽底下蒸發的水面上，浮了一層油質；波斯人才發現玫瑰精油的妙處，玫瑰精油從這個時候開始量產。

阿拉伯地區的人喜愛玫瑰還不只於此，阿拉伯醫生阿維西納(Avicenna)，於西元九百多年在進行煉丹術時，發現了蒸餾玫瑰所得到的玫瑰露對人體有無比的妙處，從那時起玫瑰露就是阿拉伯人常用的保養品。

在歐陸，中世紀的修道院即以栽植、培育玫瑰而聞名，名聞遐邇的玫瑰戰爭，更是以紅玫瑰、白玫瑰為家族標誌；在法國自法國大革命起，玫瑰露就是法國人主要的收入來源。

自古玫瑰就被拿來當做製作香水原料之一。

使用與配方 USE & RECIPE

1.**呼吸系統**：在呼吸道的感染上，能明顯地減輕喉嚨痛、咳嗽症狀以及鼻竇炎。

　　吸入：玫瑰2滴＋薰衣草2滴＋絲柏2滴

2.**神經系統**：神經性的厭食症、或是神經性的緊張、歇斯底里都有舒緩效果。這也是婚禮中撒玫瑰花瓣的作用之一，甚至對性交焦慮都有效。

　　舒緩薰香：玫瑰3滴＋甜橙3滴＋乳香2滴

3.**消化系統**：由於它有抗菌和輕瀉的功能，所以能淨化消化道，也能改善暈眩、反胃、嘔吐和便秘。

　　消化／按摩：甜杏仁油16ml＋酪梨油4ml＋玫瑰5滴＋橘子3滴＋歐薄荷2滴

4.**循環系統**：對心臟頗有助益，能活化停滯的血液循環，降低心臟的充血現象，強化微血管。能清除毒素及過度酒精造成的肝充血，因此可以改善黃疸。

　　活絡循環／泡澡：玫瑰3滴＋迷迭香3滴＋天竺葵2滴

5.**生殖系統**：是不錯的荷爾蒙補充劑，解除經前緊張，促進陰道分泌，調節月經週期。對不孕症有益，男性亦然，因為它能增進精子的數量。對性方面的困難也有幫助，尤其是性冷感與性無能。

　　調節月經週期／按摩：荷荷芭油20ml＋玫瑰5滴＋天竺葵3滴＋快樂鼠尾草2滴

6.**皮膚**：適用於所有的皮膚，特別有益於成熟、乾燥、硬化或敏感的皮膚。其緊實、舒緩的特性，對發炎現象很有幫助，由於它能收縮微血管，所以是治療微血管鬆弛的神奇之寶。純玫瑰精油對抗皺、消腫、修復微血管彈性疲乏也有意想不到的效果，甚至對某些神經性濕疹也有效。保加利亞玫瑰精油對去黑斑的能力，也頗受稱頌。

　　護膚／抹擦：乳液50ml＋玫瑰4滴＋薰衣草4滴＋紅柑3滴

7.**情緒**：可平撫沮喪、哀傷、嫉妒和憎惡的時候。提振心情，舒緩神經緊張和壓力。是極女性化的精油，能使女性對自我產生積極正面的感受。幫助睡眠、失眠、頭痛。

　　平撫心情／薰香：玫瑰3滴＋橘子3滴＋馬丁香2滴

注意：
提煉一公斤的精油需要3000-5000公斤的玫瑰，因此精油的價格居高不下，仿冒與不純的精油充斥。以價格判斷，若為藥用，務必選購最佳的保加利亞玫瑰精油。玫瑰是通經藥，避免在懷孕期間使用。

植物分布：遍布全世界。

Essential Oils 精油全書

羅勒 Basil

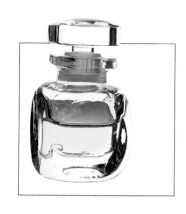

學名：羅勒屬 *Ocimum basilicum*
科名：唇形科 *Labiatae*

概說：

它有一百多個品種，顏色、大小、形狀、味道各異，甚至可以說差異很大；光說氣味就有檸檬香、丁香、艾草等不同的味道。但幾乎都長到四十公分高，開白色或紫色小花，在莖上呈螺旋形排列；雖然葉子大小不一，但幾乎都有細毛附在上面，搗碎後香味濃郁逼人。「羅勒」名稱一般人不見得知道，但如果講「九層塔」的俗名，大家就知道了。

羅勒被稱為『香草之王』，也是高產值的香草香料。但台灣所種植的九層塔風味及品種與歐洲系列有很大不同，當然也不是提煉精油的主要來源。常見歐洲屬九層塔有甜羅勒(Sweet basil)、紫葉羅勒(Dark opal basil)、檸檬羅勒(Lemon basil)、荷力羅勒(Holy basil)、肉桂羅勒(Cinnamon basil)等。其中甜羅勒之葉片大且其香味柔和帶甜味，是義大利料理不可缺的香料。紫葉羅勒帶有花香且葉色紫豔，常作生菜沙拉加味及裝飾之用。歐洲羅勒適合本地早春初夏氣候，栽培容易與本地種相似，亦可採用水耕種植。

精油檔案

萃取部位：花朵及葉子，用蒸餾而成。
精油特質：黃綠色，味道清新、甜雅怡人，嚐起來辛辣有點苦味，氣味具刺激性。
揮發性：快板
主要成分：甲基對苯烯基酚、芫荽油醇、龍腦、樟腦、丁香酚、桉油酚、松油萜。
屬性：陽
主產地：東歐、南斯拉夫、法國、義大利、美國、馬達加斯加。

歷史：

東方的古文明國家對羅勒的研究與運用已有一千多年的時間，在中國甚至拿它來入藥，治療癲癇。

在印度，除了祭祀時拿來敬供兩位天神，將羅勒視為神聖的植物之外。羅勒也經常被運用在醫療中，印度的阿輸吠陀醫療法中就有記載它的使用經驗。

羅勒的英文名字是希臘文「basilicon」有「皇家」的意思，有一說它是國王在祭典時淨身所塗抹的聖油，可見得非常高貴，至今希臘的教堂中仍然見牧師使用羅勒。

在歐洲，法國人自十六世紀即開始蒸餾羅勒精油；第二次大戰時，許多植物取之不易，人們也開始以羅勒來製作香水。

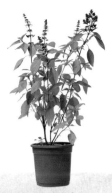

相配精油：
佛手柑、黑胡椒、豆蔻、肉桂、快樂鼠尾草、丁香、芫荽、天竺葵、檸檬、橘子、馬鬱蘭、橙花、回青橙、檀香

台灣品種的羅勒，是園藝中常見的香草植物，除了觀賞用，也常用來入菜烹調用。

使用與配方 USE & RECIPE

1.呼吸系統：治療咳嗽感冒，對鼻塞有幫助；以吸入方式治療頭痛、偏頭痛，對各種胸腔、呼吸道感染都有不錯的效果，如支氣管炎、發燒。

　　感冒鼻塞／蒸汽吸入：羅勒2滴＋松2滴＋安息香1滴

2.神經系統：有強化作用，像神經疲勞、神經性失眠、心力交瘁時可以舒緩壓力。

　　舒緩／薰香：羅勒4滴＋薰衣草3滴＋羅馬洋甘菊2滴

3.消化系統：它的抗菌作用可以用來清淨腸胃、對嘔吐、胃痙攣、噁心、打嗝以及消化不良都很好用。

　　消化不良／按摩：小麥胚芽油4ml＋甜杏仁油16ml＋羅勒5滴＋薄荷3滴＋羅馬洋甘菊2滴

4.生殖系統：它有刺激雌性荷爾蒙的作用，對經血過少、受孕困難有效，對產婦來說，可以治療乳腺以及排除胞衣。

　　按摩：甜杏仁油16ml＋葡萄籽油4ml＋羅勒4滴＋薰衣草4滴＋茉莉2滴

5.肌肉系統：降低尿酸作用，可以減輕痛風的肌肉疼痛，促進血液循環減輕肌肉痙攣。

　　減輕肌肉痙攣／按摩：酪梨油16ml＋小麥胚芽油4ml＋羅勒5滴＋馬鬱蘭3滴＋迷迭香2滴

6.皮膚：改善鬆垮、老化皮膚，清潔皮脂堵塞預防粉刺，滋養皮膚的功能不錯。

　　滋養皮膚／塗抹：乳膠30ml＋羅勒5滴＋玫瑰4滴＋迷迭香2滴

6.情緒：穿透力強，對振奮情緒的效果頗強，法國有一種催情酒即添加羅勒造酒，對憂鬱、精神萎靡頗有效。

　　憂鬱／薰香：羅勒4滴＋檸檬4滴＋杜松子2滴

7.對清潔環境、驅蟲，像蚊子、蠍子都有效。

注意：
懷孕期間請勿使用；勿泡澡過度刺激皮膚。

植物分布：
目前最好的羅勒產地是歐洲地中海沿岸，此外，東非、亞洲太平洋群島也有生產。

柑橘類 Citrus
異國情調類 Exotics
花香類 Floral
香草類 Herbs
樹脂類 Resins
辛香類 Spices
木質類 Trees

Essential Oils 精油全書

快樂鼠尾草

Clary Sage

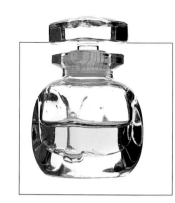

學名：洋蘇草屬 *Salvia sclarea*
科名：唇形科 *Labiatae*

概說：

鼠尾草(Salvia officinalis)的種類非常多，大部分都含有毒成分的側柏酮，但快樂鼠尾草卻得天獨厚，擁有其他鼠尾草的成分，卻沒有這項有毒成分。

因為使用鼠尾草精油有令人放鬆的幸福感，因此在台灣的芳療業者把它翻譯成「快樂鼠尾草」，也有人翻譯成「歐鼠尾草」，譯名不重要，重要的是它的學名是不是「Salvia sclarea」。

花瓣的末端有個硬塊，為穗狀花序，黃紫色的花苞非常美麗，在陽光下顯得非常閃亮耀眼。

它美妙的堅果味，經常被人拿來當香水的材料，在英國與德國，甚至被拿來釀酒。但使用快樂鼠尾草精油時，切忌飲酒，否則嚴重宿醉、久醉不醒都有可能。

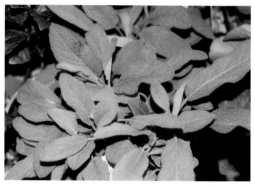

卓芷聿 攝

精油檔案

萃取：蒸餾花苞和花。

特質：無色，帶有藥草的氣息，又帶點堅果香，有些厚重的感覺。

揮發性：快板

主要成分：洋蘇草醇、洋蘇草酮、桉油醇、沉香醇、芫荽酯、丁香油烴。

屬性：陽

主產地：俄羅斯、烏克蘭、法國、摩洛哥。

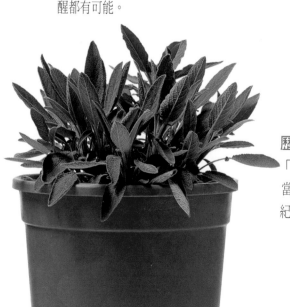

歷史：

「Clary」一字源出於拉丁文的Clarus，是「淨化」的意思，當藥草使用時，它經常被拿來清除眼內的異物，所以在中世紀時，它有「耶穌的眼睛」之稱。

「Sage」是拉丁文的Salvere，有「拯救」的意思，記載中有一些提到鼠尾草治療的方式與效用，所以有一句歐洲格言是「菜園中有鼠尾草，人怎麼會死呢？」

古埃及人用它來治療不孕，中世紀的歐洲人認為它可以幫助神經放鬆，除了羅馬人將它帶到歐洲各地之外，希臘人也對它推崇備至，將它當作恢復記憶與感官能力的神奇藥草；它是醫學之父希波克拉底蒐集記載的四百多種藥草之一。

德國人與英國人最早用鼠尾草釀酒，在德國有一種加了鼠尾草的葡萄酒稱做麝香葡萄酒；在英國也是用它取代蛇麻草來釀酒。

使用與配方 USE & RECIPE

1. 呼吸系統：抗痙攣的作用，可以放鬆支氣管，對氣喘、喉嚨痛，效果不錯。
   蒸汽吸入：快樂鼠尾草1滴＋安息香2滴＋檀香2滴

2. 神經系統：它的鎮靜特質，對緊張帶來的頭痛或偏頭痛效果不錯，也能安撫焦慮、舒緩痙攣，所以它也有壯陽、催情劑之譽。
   舒壓／薰香：快樂鼠尾草3滴＋玫瑰3滴＋馬鬱蘭2滴

3. 消化系統：溫暖的特質，能滋補腎臟和健胃，祛腸胃脹氣、幫助消化。
   減壓 · 消化／按摩：甜杏仁油20ml＋快樂鼠尾草5滴＋薰衣草2滴＋橘子3滴

4. 生殖系統：對女性子宮有很好的作用，經期不順、通經、經血過少，放鬆子宮、助產。
   月經不順／按摩：杏桃仁油20ml＋快樂鼠尾草5滴＋薰衣草3滴＋杜松子2滴

5. 皮膚：抗炎、抗菌、抑汗、緊實，任何肌膚均可用，尤其它對頭皮出油有抑制效果、對頭髮增生也有幫助。
   生髮、控油／護髮油：荷荷芭油10ml＋快樂鼠尾草3滴＋迷迭香2滴

6. 情緒：它能引發幸福感，所以讓人很放鬆。對神經緊張、虛弱、恐懼等身心症都有不錯的效果，可以舒緩、令人歡愉。
   快樂／薰香：快樂鼠尾草3滴＋甜橙3滴＋花梨木2滴

相配精油：
佛手柑、雪松、乳香、天竺葵、茉莉、杜松子、薰衣草、檸檬、橘子、甜橙、檀香

注意：
另有鼠尾草精油(Sage)，不在此特別介紹，因屬性與快樂鼠尾草相似，但具有毒性(側柏酮)，且危險性較高，用量未掌握得當，易引起酒醉狀態，中毒，嚴重頭痛。
鎮靜效果強烈，甚至會使注意力難以集中，最好不要在開車前使用。也不要在飲酒前後使用。每次只能使用1%以下。孕婦、低血壓、癌症患者避免使用。

植物分布：
只要土壤乾燥的地區幾乎都能生長，像原產地南歐義大利、南法、德國、瑞士、俄羅斯以及西亞的敘利亞。

Essential Oils 精油全書

柑橘類 Citrus
異國情調類 Exotics
花香類 Floral
香草類 Herbs
樹脂類 Resins
辛香類 Spices
木質類 Trees

茴香 Fennel

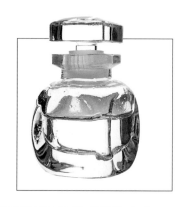

學名：茴香屬 *Foeniculum vulgare*

科名：繖形科 *Umbelliferae*

概說：

屬於繖形科植物的一種，多年生、有藍綠色的羽毛狀葉子，會開黃色小花、花落後的地方結出種子，整株植物都會散發出香味，根、葉和全草也可藥用。多半生長在南歐、地中海一帶，目前全世界熱帶地區的海邊都可以看見它的蹤影。

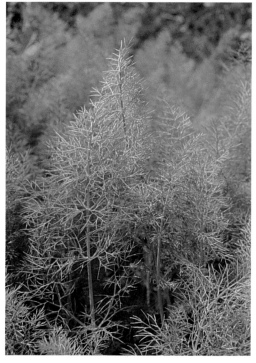

薛聰賢 攝

茴香，分成小茴香和大茴香(就是我們熟知的香料八角)，小茴香的種子外型呈圓柱形，兩頭較尖，外表呈黃綠色至灰棕色。以乾燥，色清黃，香氣足，無雜質者佳。

茴香子，除了當烹飪的辛香料理外，傳統中藥也用來當藥引。

在中藥上，由於它味辛、性溫、散寒，常用來治疝氣，是常用的行氣、健胃、止痛藥。

在烹飪上，其種子可用在麵包、咖哩、蘋果餡的調味，茴香酒也常來被當作咖啡的調味酒。

大部分的繖形科植物都有一個共同的功能，就是對消化系統有很大的幫助，茴香也不例外，尤其在減肥以及排水的功能上。

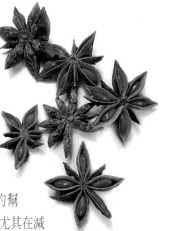

大茴香，也是俗稱的八角茴香。

精油檔案

萃取：蒸餾壓碎的種子提煉

特質：茴香油無色或極淡的黃色，有濃烈香甜味。

揮發性：快板

主要成分：洋茴香酸、小茴香醛、茴香腦、茴香酮、樟烯、水茴香萜。

屬性：陽

主產地：地中海沿岸的法國、義大利、西班牙以及北非。

歷史：

中國人用它來治療傷口以及烹煮香料，而茴香的拉丁文是指「乾草」的意思，因為古希臘羅馬人將茴香拿來飼養動物。

而中世紀時的歐洲人，用它來驅除惡靈。等到工業革命時代，人們已經知道它祛脹氣、幫助消化的功能，英國人早知道它可以治蛇咬傷。

使用與配方 USE & RECIPE

1. **消化系統**：傳統的祛脹氣良藥，開胃、除腸胃脹氣、促進排便、利胃。

   助消化／按摩：甜杏仁油20ml＋茴香5滴＋橘子3滴＋歐薄荷2滴

2. **循環系統**：因為它可以解毒、也利尿，這兩樣特質可以減輕體重，也是很好的減肥妙方。

   減肥／按摩：甜杏仁油16ml＋小麥胚芽油4ml＋茴香4滴＋杜松子2滴＋葡萄柚2滴＋迷迭香2滴

3. **生殖系統**：對女性荷爾蒙有幫助，通經、催乳、補身，在婦女更年期時，可以幫助荷爾蒙的調和；另，對產婦分泌乳汁、增進乳汁量都有幫助。

   補身／按摩：甜杏仁油10ml＋荷荷芭油10ml＋茴香5滴＋絲柏3滴＋快樂鼠尾草2滴

4. **皮膚**：保濕佳、防皺，橘皮症身體保養。

   塗抹：乳液50ml＋茴香3滴＋天竺葵3滴＋葡萄柚4滴

5. **情緒**：困頓時可給予力量和勇氣。

   薰香：茴香2滴＋羅勒3滴＋杜松子2滴

相配精油：

羅勒、天竺葵、薑、薰衣草、檸檬、馬丁香、玫瑰、迷迭香、檀香

注意：
屬於強效精油，過度使用會引發毒性，導致皮膚敏感。孕婦、兒童、癲癇患者避免使用。

植物分布：
目前全世界熱帶地區的海邊都可以看見它的蹤影。

Essential Oils 精油全書

柑橘類 Citrus

異國情調類 Exotics

花香類 Floral

香草類 Herbs

樹脂類 Resins

辛香類 Spices

木質類 Trees

牛膝草Hyssop

學名：海索草屬 *Hyssopus officinalis*
科名：唇形科 *Labiatae*

概說：

原產於南歐，約六十公分左右綠色灌木，葉子細長狹小，似薰衣草；會開藍色、白色或淡紅色小花。在英法兩地，經常種在籬笆邊，一方面可裝飾庭園，一方面是方便拿來入菜或泡茶。

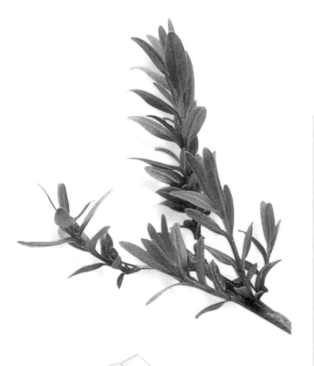

精油檔案

萃取：蒸餾葉子和花的頂端。

特質：有溫暖、厚重的藥草味，氣味尖銳具有穿透力，呈金黃色。

揮發性：中板

主要成分：松樟、松油萜、龍腦、側柏酮、樟腦、杜松萜烯

屬性：陽性

主產地：德國、義大利、法國

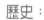

歷史：

在早期的宗教禮儀上，它是一種潔淨的植物，所以在聖經中多有記載，它經常被拿來清潔廟宇或祭壇，在瘟疫或傳染疾病發生時，也拿來驅除細菌。

它的淨化功能也被中世紀的歐洲人拿來治療痲瘋病、製造飲料，甚至可以包紮傷口、去紅腫。

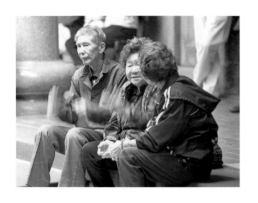

相配精油：
芫荽、絲柏、蒔蘿、茴香、薰衣草、香蜂草、甜橙、迷迭香、花梨木

患有高血壓的老人家，可以嘗試用牛膝草精油降血壓。

使用與配方 USE & RECIPE

1.呼吸系統：對抗細菌有很好的效果，所以對流行性感冒所引發的症狀咳嗽、氣喘、支氣管炎等呼吸道疾病都有不錯的效果。

　支氣管炎／蒸汽吸入：牛膝草2滴＋松2滴＋薰衣草2滴

2.循環系統：可以抗高血壓、也可以治療低血壓，甚至可以當作滋補劑。

3.關節/肌肉系統：可以舒緩風濕痛、關節炎以及痛風。

　關節炎／按摩：葡萄籽油16ml＋小麥胚芽油4ml＋牛膝草4滴＋杜松子4滴＋薰衣草2滴

4.生殖系統：調整月經週期，對經期的水分滯留或中斷也有效，可以治療白帶問題。

　治療白帶／泡澡：牛膝草3滴＋桃金孃3滴＋絲柏2滴

5.皮膚：它的抗菌效果，可以使用在皮膚的傷口結痂、瘀血或皮膚炎。

　抹擦：乳(蘆薈膠)50ml＋牛膝草4滴＋德國洋甘菊4滴

6.情緒：振奮精神、增進頭腦敏銳度、解放鬱悶心情。

　薰香：牛膝草3滴＋檸檬3滴＋迷迭香2滴

注意：由於它含有酮類，所以具毒性，只能以非常低的劑量使用，否則會引起抽搐。孕婦、癲癇患者嚴禁使用。

植物分布：
南歐以及中歐各地。

柑橘類 Citrus
異國情調類 Exotics
花香類 Floral
香草類 Herbs
樹脂類 Resins
辛香類 Spices
木質類 Trees

馬鬱蘭 Marjoram

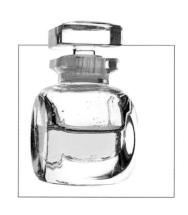

學名：牛至屬 *Origanum marjorana*
科名：唇形科 *Labiatae*

概說：

「馬鬱蘭」，有些書籍或是進口精油商會翻譯成「馬荷蘭」，或是「馬喬蓮」。馬鬱蘭有很多不同的品種，最常見的是甜馬鬱蘭（Origanum Marjorana）、盆栽馬鬱蘭（Origanum Onites）、野馬鬱蘭（Origanum Vulgare）以及快樂馬鬱蘭（Origanum Marjorana, Vivace）。用來萃取精油的是甜馬鬱蘭，要特別注意的是快樂馬鬱蘭，因為它的側柏醇含量很高；而野馬鬱蘭萃取的精油功效不佳，這些都是購買馬鬱蘭精油時要特別注意的。

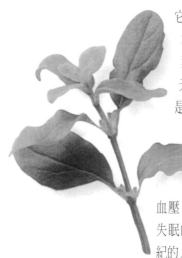

它是六十公分高的小灌木，紅色的莖有絨毛、葉子橢圓呈灰色；在夏天時會開白色、紅色或是淡紫色的花，也是萃取精油的部位。

馬鬱蘭精油因為有降低高血壓、改善頭痛、偏頭痛和失眠的功能，所以對上了年紀的人是很好的一種精油。

精油檔案

萃取：蒸餾花朵。

特質：溫暖，是一種香料類似黑胡椒的味道；深黃色或棕色。

揮發性：中板

主要成分：龍腦、樟腦、野馬鬱蘭醇、松油萜、檜烯。

屬性：陽

主產地：保加利亞、埃及、德國、匈牙利、摩洛哥、突尼西亞。

歷史：

馬鬱蘭也是最早的香料植物，更是聲譽卓著的藥用植物。

馬鬱蘭的英文名字源自拉丁文的「margaron」，是「珍珠」的意思；它的學名是拉丁文「oros」山跟「ganos」快樂的意思，而古法文「mariol」看起來像小木偶的花串，就是馬鬱蘭的花串形狀。

這種植物在古文明國家，不論是印度、埃及還是希臘羅馬，幾乎都拿來祭神用，而且是祭祀黑暗冥神所用；在印度是祭濕婆神，在埃及是地府的冥神，至於在希臘則有個美麗的傳說，原本平凡無奇無香無味的馬鬱蘭，在愛神拿來治療她兒子的傷口之後，變得甜美而香氣迷人，因此希臘人用它們來祝賀新婚夫婦，也被種在墳地邊，讓死者安息。

在歐洲不論是日常生活或是醫療上都非常依賴馬鬱蘭，文藝復興時期，它是製作果醬以及預防感染的香包的主要植物；十七世紀的英國，以佩帶馬鬱蘭來掩飾不雅的味道，這一時期的許多醫生記錄了不少以馬鬱蘭治療神經失調的處方，像失憶、暈眩或癱瘓；到十八世紀更進一步發現它能治療風濕、風寒等病症。

使用與配方 USE & RECIPE

1.呼吸系統：胸腔部分的傳染病及感冒引起的鼻竇炎、支氣管炎、氣喘以及頭昏腦脹。由於它具有抗菌消毒的功能，因此對口腔疾病也極為有效。鵝口瘡或牙齦感染，以及感冒初期的喉嚨痛。

　蒸汽吸入：馬鬱蘭1滴＋安息香1滴＋薑3滴

2.消化系統：幫助消化、刺激腸胃蠕動，是不錯的健胃劑。溫暖的特質也能安撫胃攣、治療便秘、消除胃脹氣。抗菌作用也可以治療腹瀉。

　幫助消化／按摩：甜杏仁油20ml＋馬鬱蘭4滴＋杜松子4滴＋茴香2滴

3.生殖系統：調節月經週期，減輕經痛、子宮痙攣。

　經痛／熱敷：馬鬱蘭4滴＋檀香2滴＋快樂鼠尾草2滴

4.神經系統：降低高血壓，助於改善頭痛、偏頭痛和失眠。

　降低血壓／薰香：馬鬱蘭3滴＋伊蘭伊蘭3滴＋薰衣草2滴

5.肌肉系統：解決肌肉疼痛有效，尤其是消化問題和月經異常引起的下背部疼痛。影響血液循環，改善風濕痛與關節腫大，能擴張動脈與微血管，讓血流暢通，適合做運動後的按摩油。

　運動後／按摩：甜杏仁油10ml＋葡萄籽油10ml＋馬鬱蘭4滴＋迷迭香4滴＋檸檬草2滴

6.情緒：紓緩焦慮、壓力、心理創傷。能強化心靈，在憂傷孤獨時，有溫暖情緒的作用。在情緒亢奮時，又是非常鎮靜劑，它能降低性欲。

　溫暖／薰香：馬鬱蘭4滴＋玫瑰2滴＋乳香2滴

相配精油：
蒔蘿、尤加利、薰衣草、檸檬、橘子、橙花、甜橙、迷迭香

注意：
在國外，兒童使用馬鬱蘭精油要有醫師處方。使用時間過長可能導致精神狀態遲緩，避免在懷孕期間使用。氣喘者小心使用，低血壓者避免使用，不適合憂鬱症者。

植物分布：
原產於地中海沿岸的歐洲，蔓延至其他沿岸的非洲以及中東地區，西歐的英國、法國，再遠至東歐的匈牙利，西亞的伊朗、北非的利比亞、埃及也是產地。

歐芹 Parsley

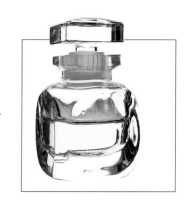

學名：洋芫荽屬 *Petroselinum sativum*

科名：繖形科 *Umbelliferae*

概說：

歐芹適合生長在碎石區，可以從它的英文名字源自於希臘文的「石頭」（petros）看出來；所以希臘人稱歐芹為「石頭芹菜」（petroselinum）。幾個較常見的品種中，以歐陸的平葉歐芹以及英國的捲葉歐芹最常被使用。

整株歐芹都可以蒸餾精油，以種子蒸餾的精油最佳，歐芹有如蘿蔔的根部，可食用但精油含量很低；它有深綠色的葉子，開黃綠色小花，花落結子。

繖形科植物中，歐芹與芹菜常被混淆，雖然它們的成分相近，可是歐芹的主要成分──歐芹樟對泌尿系統有特別強勁的作用，很適合用來治療腎臟或膀胱疾病。

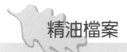

精油檔案

萃取：蒸餾葉子、根以及種子。

特質：黃色，一點點苦味。

揮發性：中板

主要成分：芫荽醚、肉豆蔻醚、芹菜醛、松油萜。

屬性：陽

主產地：法國、德國。

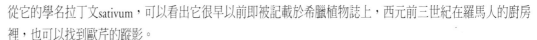

歷史：

從它的學名拉丁文sativum，可以看出它很早以前即被記載於希臘植物誌上，西元前三世紀在羅馬人的廚房裡，也可以找到歐芹的蹤影。

古埃及人跟古希臘人一樣，都認為歐芹代表勝利，因此打勝仗的士兵都可以得到歐芹編織成的花冠；除此之外，埃及人也認為歐芹能治療泌尿疾病，非常重視這種植物。

雖然羅馬人很早就將它當作食物，卻認為歐芹對孕婦以及嬰兒不好，可能是他們很早就發現它有通經作用，甚至有民間傳說將歐芹跟巫術連在一起。

文藝復興之後的歐洲人，已較能用科學的方法來了解歐芹，發現歐芹含有豐富的維生素A跟C以及鐵質，對婦女以及人體的循環系統非常好。

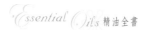

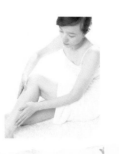
歐芹有調節循環系統，
對肌肉扭傷很有幫助。

使用與配方 USE & RECIPE

1. 消化系統：它的鎮靜作用，可以安撫消化道不適以及胃絞痛，幫助反胃、胃脹氣以及胃悶；在胃寒時也可以派上用場。

   胃悶／按摩：甜杏仁油10ml＋歐芹4滴＋檸檬3滴＋黑胡椒3滴

2. 循環系統：它能調節循環系統以及淨化血液，因此對風濕痛、關節炎都有幫助，甚至抽筋、肌肉扭傷或痙攣都可以用。

   風濕痛／按摩：甜杏仁油16ml＋小麥胚芽油4ml＋歐芹4滴＋絲柏3滴＋天竺葵3滴

3. 泌尿系統：它的利尿作用，可以用來當利尿劑，治療膀胱炎、腎臟炎以及體液排除。

   利尿／泡澡：歐芹3滴＋杜松子3滴＋茴香2滴

4. 生殖系統：調理子宮的功能，能幫助子宮收縮，在生產時助產。除此，調理月經上也聲譽卓著，讓不規則的經期規則，對這方面的不孕治療有幫助。

   調經／按摩：甜杏仁油16ml＋小麥胚芽油4ml＋歐芹4滴＋杜松子3滴＋茉莉3滴

5. 皮膚：對微血管擴張非常有效，可退瘀血並促進血液循環。因此臉部微血管明顯的人，可用它來收縮微血管。

   收縮血管／抹擦：乳50ml＋歐芹2滴＋薰衣草3滴＋玫瑰3滴

6. 情緒：沉澱情緒，冷靜暴躁的脾氣。

   薰香：歐芹3滴＋佛手柑2滴＋花梨木3滴

相配精油：

天竺葵、薰衣草、檸檬、橘子、馬鬱蘭、甜橙、迷迭香

注意：使用這種強勁的精油劑量宜低，否則會使人頭暈目眩。腎臟疾病者、懷孕期間跟痛經都不宜使用，因為歐芹會引起子宮收縮。

植物分布：

地中海地區以及歐陸各地的碎石區。

柑橘類 Citrus
異國情調類 Exotics
花香類 Floral
香草類 Herbs
樹脂類 Resins
辛香類 Spices
木質類 Trees

Essential Oils 精油全書

歐薄荷 Peppermint

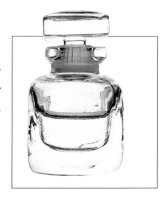

學名：薄荷屬 *Mentha piperita*
科名：唇形科 *Labiatae*

概說：

歐薄荷原產於歐洲，有二十多個不同的品種，能夠萃取精油以及有醫療用途的是綠薄荷(M. Spicata)和水薄荷(M. Aquatica)的混種「胡椒薄荷」(Mentha Piperita)，也有人稱它為辣薄荷。

它是可以長到九十公分高的多年生草本植物，細長方形的莖上有葉子對生，葉子與莖都有細毛覆蓋在上面，這兩個地方也是油脂含量最高的地方。夏天會開小白花也有些是紫色的小花，花落後結種子，種子也是繁殖歐薄荷的方法。

除了胡椒薄荷之外，有一些歐薄荷也會被拿來萃取精油，最常見的是匍匐生長的胡薄荷（M. Pulegium），這也是最常見的一種歐薄荷；綠薄荷主要的成分是香芹酮，也經常拿來萃取精油以及所謂的美國香水薄荷（M.Citrata），又稱檸檬薄荷，主要成分是方樟醇。

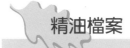
精油檔案

萃取：歐薄荷分為黑色(有紫莖)或白色。必須在快成熟前採，因為此時精油含量最豐富，然後再以水蒸餾萃取。

特質：無色或淡黃色，香味清涼宜人，強烈、具穿透性，深呼吸能給人提神的感覺。新鮮的油很稀薄，但放越久會越黏、顏色越深。

揮發性：快板

主要成分：薄荷腦、薄荷酮、檸檬烯、薄荷烯、水芹烯。

屬性：陽

主產地：美國、英國。

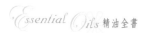

歷史：

它的屬名Mentha就是希臘神話中被地府之王的妻子踩死的美女曼斯的名字，讓她永遠匍匐在地，任人踐踏。在古埃及時代，它是祭神的植物之一，古羅馬人或希臘人，也懂得用它來解毒，甚至在酒宴後送上歐薄荷，因為它有解酒功能。

在醫療上，希臘時代的醫藥典籍已有記載它利尿的功能，以及振奮人心的作用；羅馬的藥書則有它祛脹氣的用法以及幫助消化的紀錄，至於它對性欲的作用，正反兩面的紀錄都有，不過

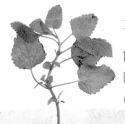

大部分的羅馬人還是覺得它有催情作用。

能夠生產優良品種歐薄荷的英國，直到十七世紀才開始研究它的功能，從那時起可以看到許多的英國藥典都有記載它對腸胃或神經系統的功能，英國茶中最有名的一種就是薄荷茶。

使用與配方 USE & RECIPE

1.**呼吸系統**：順暢呼吸道，流行性感冒的鼻子阻塞、流鼻水或呼吸困難都可暢通呼吸道。熱時清涼，冷時暖身，治感冒的功效絕佳，因為它能抑制發燒和黏膜發炎，並促進排汗。利於呼吸道系統，有助乾咳和鼻竇充血，治氣喘、支氣管炎、霍亂、肺炎及肺結核。

　　感冒鼻子不通／蒸汽吸入：歐薄荷1滴＋尤加利2滴＋松2滴

2.**神經系統**：對四肢麻痺有效果，以及疼痛的雙腳，可安撫風濕痛、神經痛和肌肉痠痛。它清涼、鎮痛的功效，可減輕頭痛、偏頭痛和牙痛。

　　頭痛／薰香：歐薄荷3滴＋薰衣草3滴＋羅馬洋甘菊2滴

3.**消化系統**：消化系統功能卓著，特別是急性的症狀。可放鬆和輕微麻醉胃部肌肉，有效中和食物中毒，治嘔吐、腹瀉、便秘、脹氣、口臭、絞痛、膽結石、反胃以及旅行疾病，可改善肝腎失調。

　　肚子脹氣／按摩：甜杏仁油20ml＋歐薄荷4滴＋薑3滴＋羅勒3滴

4.**生殖系統**：經痛、月經流量過少以及促進哺乳時的泌乳。

　　經痛／泡澡：歐薄荷2滴＋天竺葵3滴＋馬鬱蘭3滴

5.**皮膚**：排除毒性淤積的阻塞現象，可改善濕疹、癬、疥瘡和瘙癢。收縮微血管，清涼，紓解發癢、發炎和灼傷，也可柔軟皮膚。清除黑頭粉刺，對油性的髮質和膚質極具效果。

　　皮膚發癢／按摩：葡萄籽油10ml＋荷荷芭油10ml＋歐薄荷2滴＋薰衣草2滴＋德國洋甘菊1滴

6.**情緒**：適用於神經系統，具有調節與激勵作用。清涼的屬性可安撫憤怒、歇斯底里與恐懼的狀態，對疲憊的心靈和沮喪的情緒，功效絕佳。

　　活力／薰香：歐薄荷3滴＋絲柏2滴＋檸檬3滴

相配精油：安息香、雪松、肉桂、絲柏、薰衣草、檸檬、橘子、馬鬱蘭、綠花白千層、甜橙、松、迷迭香

注意：
必須稀釋，不宜單獨泡澡、塗抹全身，歐薄荷會讓人全身發冷。晚上勿用歐薄荷，易使睡眠習慣改變。能通經退乳，懷孕及哺乳期間避免使用。在做順勢療法時勿用歐薄荷，具消解作用。

植物分布：
幾乎北半球溫帶地區都可以看到它的蹤影，尤其以潮濕的地方生長得特別好。

柑橘類 Citrus

異國情調類 Exotics

花香類 Floral

香草類 Herbs

樹脂類 Resins

辛香類 Spices

木質類 Trees

Essential Oils 精油全書

迷迭香 Rosemary

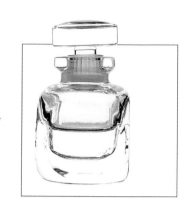

學名：迷迭香屬 *Rosmarinus officinalis*
科名：唇形科 *Labiatae*

概說：

在台灣，迷迭香是大家耳熟能詳的香草植物，因為植物的藥用特色鮮明，所以被廣泛用在我們的生活中，像是製成花草茶、烹飪入菜用。

迷迭香的英文名字是拉丁文的「ros」和「marinus」，意思是「海之朝露」，原產於亞洲，現在是地中海邊的重要景觀植物，主要是這種九十公分高的多年生草本植物，非常喜歡生長在水分充足的地方，夏天會開紫藍色或白色的小花，葉片狹長細小，一面呈墨綠色、一面是灰藍色。

唇形科植物中，除了薰衣草之外，最受歡迎的氣味以及最常用的精油就是迷迭香了：一如薰衣草，它的成分複雜、容易與其他精油混合，功能也相當多，現在有許多基礎乳液或基底霜，都會添加迷迭香。

迷迭香最為人所熟知的用法是保存肉類以及當肉類食物的薰香料，例如烤羊排。而真正的匈牙利水，最主要的成分就是迷迭香，最頂級的古龍水也就是迷迭香水；在現代美容工業中，迷迭香也是最常被用來製作洗髮精、香皂、潤膚乳液的香草植物。

迷迭香精油可分為含有馬鞭草酮與無馬鞭草酮成分的精油，含有這種成分的迷迭香精油比較刺鼻，味道更厚重，但它對呼吸道黏膜的治療也更有效。

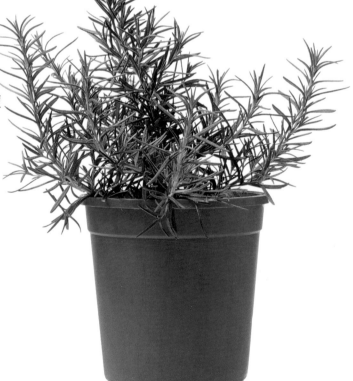

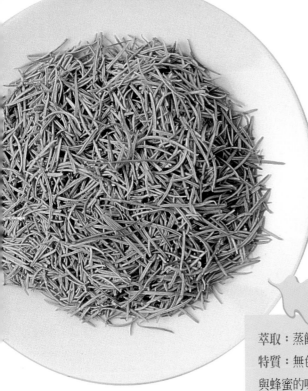

飲用迷迭香茶可以消除胃腸脹氣。

相配精油：

羅勒、雪松、肉桂、乳香、天竺葵、薑、薰衣草、檸檬草、橘子、香蜂草、歐薄荷、回青橙、紅柑

精油檔案

萃取：蒸餾葉子以及花朵

特質：無色，味道似於用手指捻出的樟腦樹味，也像焚香與蜂蜜的味道，以及濃濃的藥草味。

揮發性：中板

主要成分：龍腦、樟腦、松油萜、桉油醇、馬鞭草酮。

屬性：陽

主產地：法國、南斯拉夫、西班牙、突尼西亞、摩洛哥。

柑橘類 Citrus
異國情調類 Exotics
花香類 Floral
香草類 Herbs
樹脂類 Resins
辛香類 Spices
木質類 Trees

歷史：

它是最早被使用的藥草植物之一，在醫療、烹調、祭祀或宗教儀式上，都有很重要的地位。

希臘人焚燒迷迭香以敬神，羅馬人也將它用在宗教儀式上；古埃及人的墓地以及木乃伊的棺木中，都會使用它。黑暗時代的歐洲也用迷迭香來驅病毒當作潔淨病房以及瘟疫流行過後的殺蟲劑。最早使用迷迭香的是英國人，發現迷迭香茶很適合在大魚大肉之後飲用。

在各種文字的歐洲藥草誌上，都可以看到使用迷迭香的記載，法國人詳述巴黎病房使用迷迭香的情形、英國人說明要如何在病人身上塗抹迷迭香、希臘人也認為它可以治肝病、預防胃潰瘍所以建議在烹調食物時就添加迷迭香，可以保肝健胃。

直到文藝復興前期，歐洲人大概將迷迭香的功用研究得差不多，並開始以蒸餾法萃取迷迭香精油。

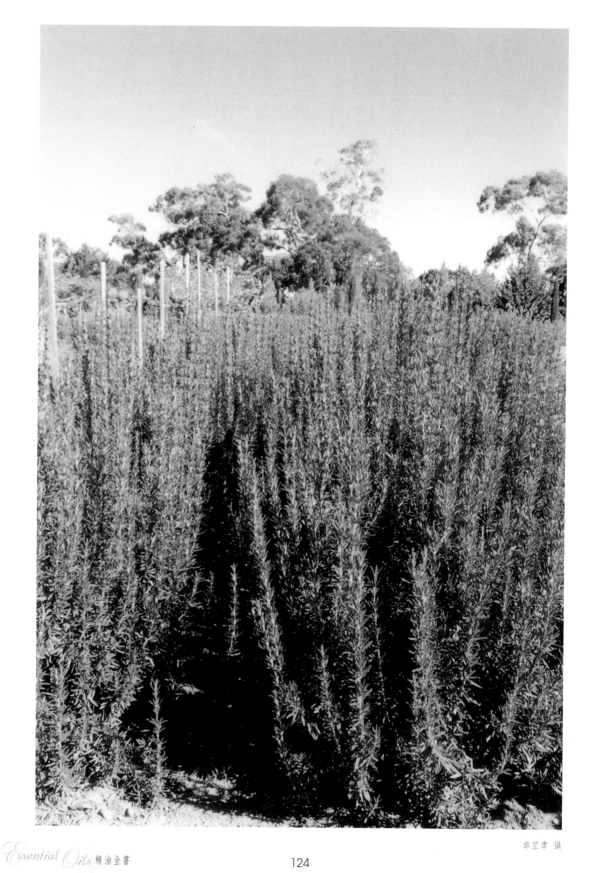

卓芷聿 攝

使用與配方 USE & RECIPE

1.**呼吸系統**：對肺也有幫助，可改善感冒、氣喘、慢性支氣管炎與流行性感冒。

　　蒸汽吸入：迷迭香2滴＋安息香2滴＋綠花白千層2滴

2.**神經系統**：使腦部及中樞神經充滿活力，可恢復知覺，能幫助言語、聽覺及視覺方面的障礙。治療頭痛、偏頭痛也很好，特別在這些症狀是由胃痛引起時。能改善暈眩，是極好的神經刺激品，幫助麻痺的四肢恢復活力；活化腦細胞，使頭腦清楚，增加記憶力。

　　活化腦細胞／泡澡：迷迭香3滴＋薰衣草3滴＋羅勒2滴

3.**循環系統**：珍貴的強心劑和心臟的刺激劑，能使低血壓恢復正常，調理貧血的效果也很好。

　　強化心臟／按摩：甜杏仁油10ml＋葡萄籽油10ml＋迷迭香5滴＋玫瑰3滴＋牛膝草2滴

4.**消化系統**：可改善肝臟充血現象，減輕肝炎和肝硬化，以及膽結石、黃疸、膽管堵塞。增強消化功能，改善結腸炎、消化不良、脹氣和胃痛。

　　消化不良／按摩：甜杏仁油10ml＋葡萄籽油10ml＋迷迭香6滴＋黑胡椒3滴＋茴香1滴

5.**泌尿系統**：利尿屬性有助於排除女性經期中水分滯留症狀。對蜂窩組織炎、肥胖症也有效。

　　減肥／泡澡：迷迭香3滴＋葡萄柚3滴＋杜松子2滴

6.**生殖系統**：舒緩月經絞痛，改善經血流量過少的問題。

　　經痛／按摩：甜杏仁油10ml＋葡萄籽油10ml＋迷迭香5滴＋茉莉3滴＋快樂鼠尾草2滴

7.**肌肉**：是止痛劑，但不至於太鎮靜，可舒緩痛風、風濕痛以及使用過度的肌肉。

　　肌肉痠痛／按摩：甜杏仁油16ml＋小麥胚芽油4ml＋迷迭香5滴＋黑胡椒3滴＋薑2滴

8.**皮膚**：是很強的收斂劑，對鬆垮的皮膚有緊實效果，可減輕充血、浮腫的現象。它刺激的功能，對頭皮失調有幫助，能改善頭皮屑並刺激毛髮生長。對皮膚發癢也有很好的抑制效果，可視為皮膚輕微發癢的天然抗菌劑。

　　改善頭皮屑／洗髮：洗髮精50ml＋迷迭香5滴＋雪松3滴＋絲柏2滴

9.**情緒**：改善緊張的情緒、滯悶和嗜睡，能讓人活力充沛，強化心靈，特別是在軟弱和疲憊時。

　　活力薰香：迷迭香3滴＋佛手柑3滴＋葡萄柚2滴

注意：
高刺激性不適合高血壓及癲癇患者。避免在懷孕期間使用，會消除順勢療法效用。

植物分布：突尼西亞、法國、西班牙。

柑橘類 Citrus
異國情調類 Exotics
花香類 Floral
香草類 Herbs
樹脂類 Resins
辛香類 Spices
木質類 Trees

Essential Oils 精油全書

百里香 Thyme

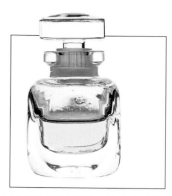

學名：百里香屬 *Thymus vulgaris*
科名：唇形科 *Labiatae*

概說：

原產於地中海北岸的野百里香，蔓延至歐洲各地之後目前有三百多種，雖然百里香精油都從同一種屬萃取而得，可是因為生長地的不同，主要的化

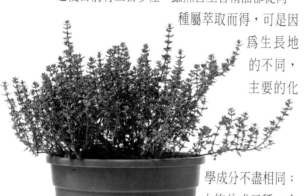

學成分不盡相同；大約分成三種，含以百里酚為主的百里酚百里香，這是最普遍的一種。含最多沉香醇的沉香醇百里香，最溫和不刺

觀賞用的百里香。

歷史：

人類很早就懂得在廚房使用百里香，因此它除了是藥草植物之外，還是香料植物的一種。它的英文名字是希臘文的Thumos，有「香味」的意思，可見它芳香襲人的特質，自古即是。

西元前三千多年前兩河流域的蘇美人就開始使用它，古埃及人當它是防腐劑，古希臘人以它入菜，醫學之父希波克拉底的四百多種藥單中，百里香就是其中的一種，他建議人們在餐後飲用它，原因即在於它幫助消化的功能。

激。以側柏醇為主的側柏醇百里香，抗病毒功效最強。

它約三十公分高，葉片成深灰綠色旋狀，能散發出濃郁的香味，會開白色或紫藍色的小花。從百里香之名，就可以了解這種植物以香味取勝，有些會散發檸檬味、橘子味以及茴香味；有些會發出深沉的暗香，適合在庭院栽植；而味道最濃的是生長在西班牙的百里香。它喜歡溫暖潮濕的地方，因此雖然冰島也可以看到百里香的蹤影，但終究不如北非、西班牙等地中海沿岸的植物芬芳。

百里香在蒸餾的過程中會產生一些變化，因此有些國家以金屬容器蒸餾百里香，會有氧化的過程，所以有些精油會呈現紅色；但現代的蒸餾廠都會再淨化一次後出售，顏色會成為淡黃色，因此坊間可以看到的沉香醇百里精油顏色多是淡黃色。

精油檔案

萃取：蒸餾葉子以及花。

特質：淡黃色，有強勁刺激的香味。

揮發性：中板

主要成分：百里酚、沉香醇、香荊藉酚、龍腦、芫荽油醇、松油烴、丁香油烴。

屬性：陽

主產地：法國、西班牙、北非。

羅馬人最著名的傳說是出征前佩帶百里香能激發勇氣，流傳下來成為羅馬軍人披肩上都繡有百里香的圖案；它在當時即以驅毒蟲、解蛇毒而聞名。

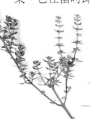

中世紀瘟疫蔓延全歐洲，當時的歐洲人也用它來治療疫病、痲瘋病，後來的歐洲人都習慣在法院、審判庭等公共場所噴灑百里香水。

十八世紀之後，人們對它的了解更多，它的激勵、健胃、強化神經系統的特質，都一一被記載於醫學書籍中。二十世紀初的兩次世界大戰，歐洲各醫院都以它為消毒劑。

使用與配方 USE & RECIPE

1.消化系統：它的抗菌功能很適合當腸胃淨化劑，幫助消化、因細菌產生的腹痛、腹瀉以及協助腸胃蠕動。

壓力型的消化不良 / 按摩：酪梨油4ml＋甜杏仁油16ml＋百里香7滴＋佛手柑3滴＋羅馬洋甘菊1滴

2.循環系統：它的抗感染功能，可以刺激白血球增生，刺激血液循環、降低血壓以及恢復活力、增強大腦功能。

促進血液循環 / 按摩：酪梨油4ml＋甜杏仁油16ml＋百里香3滴＋黑胡椒3滴＋迷迭香4滴

3.泌尿系統：它的抗菌功能對尿道炎、膀胱炎都有效。

泡澡：百里香3滴＋茶樹3滴＋杜松子2滴

4.生殖系統：減輕經期不適應症，月經過少、腹痛腹脹等；可以助產，加速生產並排除惡褥，產後淨化也有效。

產後淨化 / 按摩：酪梨油4ml＋甜杏仁油16ml＋百里香5滴＋茉莉2滴＋快樂鼠尾草3滴

5.皮膚：痤瘡、溼疹、傷口或其他皮膚病都可用；對頭皮屑或頭皮發癢也有效。

痤瘡 / 抹擦：乳膠50ml＋百里香4滴＋茶樹4滴＋檸檬3滴

6.情緒：振作情緒、消除疲憊、釋放心靈、抵抗挫敗，具強化功能的氣味。

薰香：百里香3滴＋葡萄柚3滴＋雪松2滴

相配精油：佛手柑、洋甘菊、雪松、杜松子、薰衣草、檸檬、綠花白千層、甜橙、馬丁香、迷迭香

注意：高血壓、孕婦禁用；屬於強勁精油，勿長期使用，以免中毒。

植物分布：
歐洲各地，北自冰島南至北非地中海沿岸。

柑橘類 Citrus
異國情調類 Exotics
花香類 Floral
香草類 Herbs
樹脂類 Resins
辛香類 Spices
木質類 Trees

Essential Oils 精油全書

安息香 Benzoin

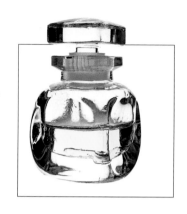

學名：安息香屬*Styrax benzoin*
科名：安息香科*Styraceae*

概說：

早在數千年前，安息香、沒藥以及乳香，就是薰香最主要的香料。它是多年生的常綠樹，可以長到二十公尺高，樹葉呈卵形且茂密，葉面會覆蓋白色絨毛，夏天開紅花，花梗白色也覆蓋絨毛，甚至結成的毬果都會覆蓋絨毛。

安息香精油是從樹幹切口流出的樹脂而得，它必須長到第七年才會流出樹脂，此時產量最豐富，往後的十二年每年可以提煉一‧五公斤的樹脂。樹脂棕紅色，有樅樹的香味，溶於酒精中的樹脂，香氣可以持久不散。

要使用安息香有幾種方法，在專賣純精油的品牌，將安息香溶在乙基甘醇中，但已是化學合成物；也有溶在酒精中的安息香樹脂，這種方式或許比較好。但最好還是到中藥店買固體安息香樹脂，要使用時再隔水加熱溶化使用；或者買安息香溶解在Ho leaf中的精油。

精油檔案

萃取：溶劑萃取樹脂

特質：黏稠濃重的深棕紅色，氣味芬芳濃烈，也有香草味。

揮發性：慢板

主要成分：安息香酸、肉桂酸、香草醛、苯甲醛。

屬性：陽

主產地：越南、柬埔寨、寮國、爪哇、蘇門答臘、泰國。

歷史：

在東方經典中可以找到安息香在數千年前就為人使用，李時珍的《本草綱目》有記載；《晉書》中也有一則故事是講出家和尚佛圖澄焚安息香以求水。佛經中也有對它的香味做過描述，說它，「出於波斯國，又稱辟邪樹，……取此物燒香，能通神明。」

英文的安息香，源於阿拉伯文的「Lubanjawi」，意思是「來自爪哇的香料」。在歐洲它有各式各樣的名稱，最有名的就是「班傑明膠」；希臘羅馬人也知道這種香料，用它們來製作香包。文藝復興時期，義大利王公貴族收到最令人興奮的禮物，就是從東方來的安息香，它是薰香最好的香料之一。

一般認為是葡萄牙的航海探險家將安息香帶到西歐，不論是英國人、法國人或是西班牙人都非常喜愛它，西班牙預言家就曾調配一帖用安息香製作的香膏，來預防皮膚病以及抗痙攣。法國人與英國人都認為它對胸腔非常好，經常在病房焚燒這種香料，幫助病人穩定呼吸。

相配精油：

安息香、豆蔻、雪松、尤加利、乳香、茉莉、薰衣草、檸檬、沒藥、馬丁香、歐薄荷、花梨木、檀香、伊蘭伊蘭

使用與配方 USE & RECIPE

1.呼吸系統：這是安息香最大的功能，潤肺以及暢通呼吸道，因此咳嗽、喉嚨痛、氣喘、氣管炎以及痰都有幫助。

　　氣管炎／蒸汽：安息香2滴＋尤加利2滴＋沉香醇百里香1滴

2.泌尿系統：它可以治療膀胱炎，對尿液流動也有幫助。

　　泡澡：安息香3滴＋歐芹3滴＋綠花白千層3滴

3.生殖系統：對女性的白帶、男性的早洩都有用，甚至溫暖安撫的特質，可促進情慾，消除冷感。

　　促進情慾／按摩：小麥胚芽油4ml＋甜杏仁油16ml＋安息香5滴＋檀香3滴＋佛手柑2滴

4.肌肉：它可以處理風濕引起的肌肉疼痛。

　　肌肉疼痛／按摩：小麥胚芽油4ml＋甜杏仁油16ml＋安息香5滴＋馬鬱蘭3滴＋杜松子2滴

5.皮膚：它對龜裂、乾燥皮膚非常有用，能使皮膚恢復彈性。除此，凍瘡、皮膚潰瘍、發疹或傷口都有療效。

　　皮膚炎／抹擦：乳膠50ml＋安息香8滴＋沒藥2滴＋德國洋甘菊2滴

6.情緒：安撫情緒，消除緊張與壓力。紓解憂慮、沮喪以及悲傷都有效。

　　薰香：安息香4滴＋羅勒3滴＋快樂鼠尾草3滴

注意：有些人會對它過敏，要先做皮膚檢測。

植物分布：
中南半島、南洋各國以及印度

柑橘類 Citrus
異國情調類 Exotics
花香類 Floral
香草類 Herbs
樹脂類 Resins
辛香類 Spices
木質類 Trees

乳香 Frankincense

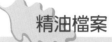

學名：乳香屬 *Boswellia carteri*
科名：橄欖科 *Burseraceae*

概說：

原產於兩河流域以及北非的沙漠邊緣，約高三到
七公尺的小樹，當樹皮受到損傷時會流出樹脂，
樹脂乾燥後掉落地上，古代人蒐集地上的樹脂並
使用。

一如其他幾種樹脂類精油，是不錯的殺菌劑，尤
其是對呼吸道而言；跟沒藥一樣，它們是最早被
用來當焚香、靜坐用的香料，因為它能讓人思緒
沉澱。

乳香精油最大的功能在於對皮膚作用，它可以除
皺、抗老化，改善油質皮膚。簡而言之，對熟齡
肌膚它是很好的精油。

另外乳香精油也廣泛地被用在神經系統的障礙和
泌尿系統發生的感染。

精油檔案

萃取：蒸餾樹脂。樹幹切出深痕後，所流
出大顆橢圓形的黃色樹脂。乾掉後落到地
面，便可收集起來。

特質：無色或淡黃色，有樹脂的香氣。

揮發性：中板到慢板

主要成分：乳香醇、松酯、水芹烯、杜松
萜烯、松油萜、苦艾萜。

屬性：陽

主產地：北非衣索比亞、索馬利亞以及南
阿拉伯半島。

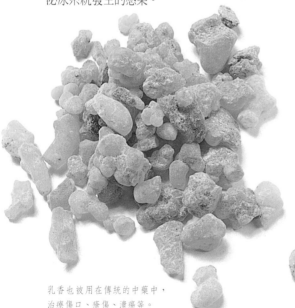

乳香也被用在傳統的中藥中，
治療傷口、瘡傷、潰瘍等。

歷史：

曾幾何時，乳香的價值就跟黃金一樣，數千年來
它的評價極高。

古埃及的神殿中也認為焚燒乳香是敬神的行為。

地中海沿岸的民族，都以高價向腓尼基人購買乳
香，運用在美容上，將它視為回春聖品。

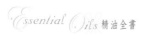

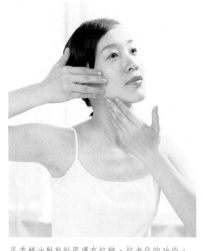

相配精油：
黑胡椒、雪松、天竺葵、葡萄柚、薰衣草、
甜橙、廣藿香、松、檀香

乳香精油對熟齡肌膚有抗皺、抗老化的功能。

使用與配方 USE & RECIPE

1.**呼吸系統**：清肺利呼吸(氣喘)，對呼吸系統的感染很有幫助，例如，舒緩咳嗽、慢性支氣管炎、喉炎等改善急而短促的呼吸。

　蒸汽吸入：乳香2滴＋安息香2滴＋薰衣草2滴

2.**泌尿系統**：對尿道炎、膀胱炎、腎臟炎都有不錯的效果。

　盆浴：乳香3滴＋松3滴＋檀香3滴

3.**生殖系統**：在子宮方面，對經血過量有不錯的治療效果；它也有調和子宮的作用。

　按摩：小麥胚芽油4ml＋甜杏仁油16ml＋乳香5滴＋天竺葵3滴＋玫瑰2滴

4.**皮膚**：能使老化皮膚新生，撫平皺紋的功效卓著，真正的護膚聖品。它收斂的特性也能平衡油性膚質。對傷口、暗瘡、青春痘及發炎均有效果。

　青春痘／抹擦：乳液50ml＋乳香6滴＋伊蘭伊蘭2滴＋薰衣草2滴

5.**情緒**：讓呼吸不再急促，使人感覺平穩，使心情好轉且平和。它安撫卻又有些清新的作用，能幫助焦慮及執迷過往的精神狀態。

　薰香：乳香3滴＋天竺葵3滴＋薰衣草2滴

 注意：孕期是否可用，有爭議。

 植物分布：
從東亞的中國到中東以及北非。

柑橘類 Citrus
異國情調類 Exotics
花香類 Floral
香草類 Herbs
樹脂類 Resins
辛香類 Spices
木質類 Trees

沒藥 Myrrh

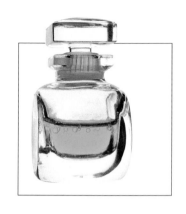

學名：沒藥屬 *Commiphora myrrha*
科名：橄欖科 *Burseraceae*

概說：

沒藥和乳香一樣，都是取自樹脂。沒藥有許多品種，屬於橄欖科的灌木，最高可以長到四公尺，樹幹非常結實、多分枝；葉片成三葉排列、會開小白花。

它喜歡生長在沙漠邊緣、異常乾燥的地方，在尚未工業化時代，撿拾沒藥通常是樹皮破裂自然流出並風乾後的樹脂；或者商人讓成群的山羊去吃沒藥的葉子，在自然摩擦撞傷樹幹的情況下，樹脂沾染於山羊鬍子上，再從山羊的鬍子上拾取樹脂。

沒藥品種雖多，但只有中東地區產的沒藥才是真正有療效的沒藥，值得一提的是伊朗。樹脂為淡黃色，乾燥變硬時會轉成紅棕色，且有白色的紋路；它有強烈的香脂氣並又苦又辣，且有樟腦味。

精油檔案

萃取：取自灌木分枝流出來的樹脂
特質：有濃厚的煙味及苦味。
揮發性：慢板
主要成分：沒藥酸、檸檬烯、雙戊烯、松油萜、丁香酚、肉桂醛、杜松萜烯、樹脂。
屬性：陽
主產地：北非、沙烏地阿拉伯。

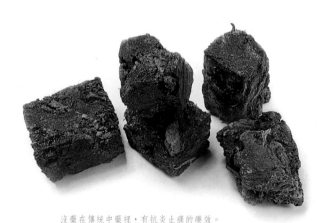

沒藥在傳統中藥裡，有抗炎止痛的療效。

歷史：

沒藥的英文Myrrh一字源自阿拉伯文「murr」，就是「苦」的意思。早在三千年前，沒藥就是古文明國家經常使用的藥材、祭祀的供品及塗抹遺體之用。

埃及在祭太陽神時，每天中午都會燃燒沒藥，在醫療上也以它作為抗炎藥或製作木乃伊的藥材，埃及婦女用的保養品成分中也多含沒藥。

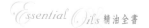

古希臘人知道它對傷口的癒合有不錯的功效，所以戰士身上都會攜帶沒藥。

中國人更不用說，明朝李時珍的《本草綱目》記載它對外傷以及婦女子宮上的效用，甚至對暴躁的病人都以沒藥來治療，所以它早已成為中藥中活血止痛不可少的藥引。

耶穌誕生時，東方三博士贈送的禮物就有沒藥、乳香、黃金，舊約裡也有好幾個例子跟沒藥有關，像婦女清潔淨身等。

使用與配方 USE & RECIPE

1. **呼吸系統**：肺部呼吸道感染的咳嗽、鼻喉黏膜炎、咳嗽、喉嚨痛以及氣喘、支氣管炎。

   蒸汽吸入：沒藥1滴＋尤加利2滴＋沉香醇百里香2滴

2. **生殖系統**：經血過少、陰道感染的白帶或念珠菌，可以當陰道灌洗水，治療陰道炎。

   陰道感染／盆浴：沒藥2滴＋天竺葵3滴＋德國洋甘菊3滴

3. **皮膚**：殺菌潔淨能力好，可治療傷口、發炎、皮膚潮濕、香港腳等症狀，或是口腔牙齦間的潰爛。乾裂及凍瘡皮膚的滋潤，對皺紋也有效。

   抹擦：乳膠50ml＋沒藥4滴＋乳香4滴＋薰衣草3滴

4. **情緒**：是製造香水的基礎香精之一，可讓人感到溫暖宜人。

   香膏：乳膠10ml＋沒藥1滴＋玫瑰4滴＋乳香5滴

相配精油：
安息香、豆蔻、丁香、乳香、天竺葵、薰衣草、松、檀香、岩蘭草

注意：
孕婦避免使用；一般人也不可以高劑量使用。

植物分布：
原產地在西亞、北非、印度等熱帶地區，在伊朗、沙烏地阿拉伯、利比亞、突尼西亞以及索馬利亞的庭園中或森林裡。

Essential Oils 精油全書

黑胡椒 Blackpepper

學名：胡椒屬 *Piper nigrum*
科名：胡椒科 *Piperaceae*

概說：

可以長到六公尺高的爬藤植物，喜歡在森林中攀附茂密枝葉的濕暗樹幹生長，葉片呈墨綠色、開白色花朵；果實剛開始是鮮綠色，成熟後轉為紅色。

胡椒約分為白胡椒、黑胡椒、綠胡椒，能夠萃取精油的是黑胡椒，它氣味比較濃重且含油脂量較高。

精油檔案

萃取：蒸餾成熟的果實。
特質：從無色到淡琥珀色，溫暖的氣味像是丁香而味苦。
揮發性：中板
主要成分：丁香酚、肉豆蔻油醚、黃樟腦、樟烯、松油萜、沒藥萜烴、丁香油烴
屬性：陽
主產地：新加坡、印度、馬來西亞。

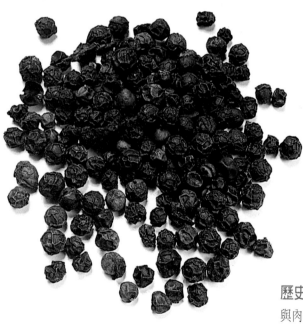

歷史：

與肉桂、丁香一樣，胡椒是引起海洋探險風潮的香料之一。

在四千年前中國與印度就已經有使用胡椒的記載，中國人不但拿它當烹飪的香料，更把它當作中藥入藥。

據記載，羅馬人向匈奴人贖回羅馬城的條件之一就是胡椒，可見亞洲人對胡椒的愛好。而從拉丁文的胡椒有

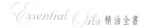

「印度香料」的意思，就知道印度人使用胡椒的時間，印度人以它來治療霍亂和瘧疾。

希臘羅馬人知道胡椒可以當退燒劑，土耳其人更視胡椒為重要的經濟作物，商業規模頗大，是主要的交易物資。

十六世紀開始的歐洲人，掀起一波波海洋探險熱，多少人為它揚帆出海，當時的歐洲人就知道它可以治療泌尿系統的疾病，像尿道炎。

使用與配方 USE & RECIPE

1.**呼吸系統**：它溫暖的特質可以驅風寒以及治療流行性感冒，也可以拿來當退燒劑。
   驅風寒／泡澡：黑胡椒2滴＋安息香3滴＋松3滴

2.**消化系統**：排氣、刺激腸胃蠕動，幫助消化頗有效；抗痙攣作用可以平緩胃絞痛。
   助消化／按摩：甜杏仁油20ml＋黑胡椒4滴＋安息香2滴＋馬鬱蘭4滴

3.**泌尿系統**：可以當利尿劑以及治療排尿發生的灼熱感。
   利尿／盆浴：黑胡椒3滴＋茴香2滴＋歐芹2滴

4.**循環系統**：刺激血液循環改善貧血，以及體內積水的排除。
   血液循環／按摩：甜杏仁油20ml＋黑胡椒2滴＋馬鬱蘭4滴＋天竺葵4滴

5.**肌肉系統**：是一種溫暖的精油，對退燒、驅風寒、風濕、關節炎有效。肌肉疼痛、僵硬也有效。
   關節炎／按摩：甜杏仁油20ml＋黑胡椒3滴＋芫荽3滴＋薰衣草4滴

6.**情緒**：平復悲傷、強化心智。
   薰香：黑胡椒3滴＋檸檬3滴＋回青橙3滴

相配精油：
肉桂、快樂鼠尾草、絲柏、茴香、乳香、天竺葵、薑、牛膝草、薰衣草、
馬鬱蘭、橙花、甜橙、馬丁香、迷迭香

注意：
使用比例必須非常低，過量易引起過敏。

植物分布：
東亞以及南亞印度的馬拉巴海岸到東印度群島等熱帶地區。

柑橘類 Citrus
異國情調類 Exotics
花香類 Floral
香草類 Herbs
樹脂類 Resins
辛香類 Spices
木質類 Trees

135

Essential Oils 精油全書

豆蔻 Cardamom

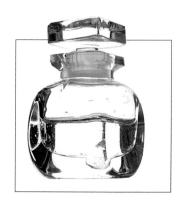

學名：豆蔻屬 *Elettarir cardamomum*
科名：薑科 *Ginger*

概說：

主要產於南印度與斯里蘭卡二千五百公尺的高山上，在中國南方也可以找到；和薑是同一科的植物，具有相似的功能，較不刺激。所以有粗大的根莖、葉子也跟薑一樣，平滑而大片、約十公分長，會開黃紫色小花朵，卵形的果實中有六排棕色的種子，就是萃取精油的來源。

在印度的藥經類的經典中可以查到，早在三千年前豆蔻就被拿來當藥材使用；在東西方的貿易中，它也是很重要的香料植物，在埃及的文獻上也有紀錄，豆蔻是製作香水的重要材料。

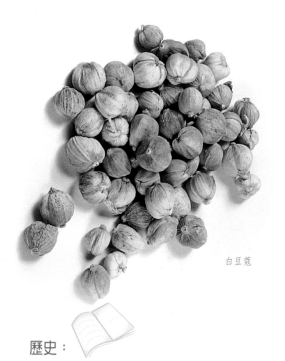

白豆蔻

精油檔案

萃取：蒸餾自未成熟且烘乾的種子。

特質：透明無色卻有香甜刺激，如薑一般溫暖味道。

揮發性：快板

主要成分：檸檬烯、薑烯、松油醇、桉油醇。

屬性：陽

主產地：印度和斯里蘭卡。

將豆蔻帶到歐洲的阿拉伯人，視它為重要的壯陽聖品；但希臘羅馬時代的人，卻認為它是製作香水的重要材料。

醫學之父希波克拉底發現它有利尿的功能，其他藥學研究者開始發現它對消化系統的功能，尤其是袪脹氣，甚至對心臟的作用都有醫生研究；更不用說中國人將豆蔻的使用發揮到極至，認為它是腸胃疾病的萬靈丹。

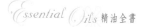

歷史：

在印度的藥經中可以查到，早在三千年前豆蔻就是阿輸吠陀療法的藥材之一；在東西方的貿易中，它也是很重要的香料植物，在希臘的文獻上也找得到埃及人在宗教儀式中使用豆蔻的紀錄。

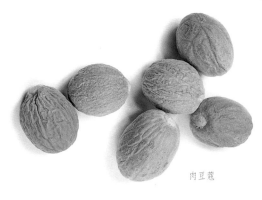

海洋探險熱潮之後，歐洲人對豆蔻的愛好僅次於番紅花與香草，發明了許多跟豆蔻有關的食譜，以致連煮咖啡都添加它；英國人將西非海岸稱做香料海岸，就是十七、八世紀時，豆蔻經由西非運往歐洲而來的。

肉豆蔻

使用與配方 USE & RECIPE

1.**消化系統**：它溫暖的特質很適合拿來滋養胃部，尤其嘔吐、消化不良或脹氣時有不錯的效果；它甚至對便秘或腹痛都有治療效果。雖然不能治療懷孕時的嘔吐，卻能讓嘔吐後的胃舒適一些。

　脹氣／按摩：甜杏仁油16ml＋小麥胚芽油4ml＋豆蔻2滴＋薑2滴＋歐芹2滴

2.**泌尿系統**：它是好的利尿劑，排尿困難或疝氣，都可以使用。

　利尿／按摩：甜杏仁油16ml＋小麥胚芽油4ml＋豆蔻3滴＋茴香3滴＋歐芹2滴

3.**情緒**：它是有名的壯陽催情植物，尤其為古代的印度人熟知，在精油的運用上，只能說它溫暖與滋補的特質，或許是增進情欲的媒介。豆蔻也有提振精神的效果，是一種很好的刺激劑。

　提振精神／薰香：豆蔻4滴＋羅勒2滴＋檸檬2滴

相配精油：

黑胡椒、肉桂、芫荽、絲柏、蒔蘿、天竺葵、薑、牛膝草、茉莉、薰衣草、沒藥、橙花、綠花白千層、回青橙、玫瑰、迷迭香、伊蘭伊蘭

注意：頗辛辣的精油，稀釋濃度愈低愈好，小心引起皮膚敏感。

柏橘類 *Citrus*
異國情調類 *Exotics*
花香類 *Floral*
香草類 *Herbs*
樹脂類 *Resins*
辛香類 *Spices*
木質類 *Trees*

Essential Oils 精油全書

胡蘿蔔種籽油

Carrot Seed

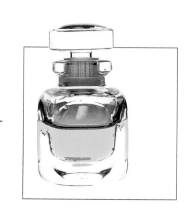

學名：胡蘿蔔屬 *Daucus carota*
科名：繖形科 *Umbellifera*

概說：

胡蘿蔔含有維生素A的前驅物，因此被認為有抗癌效用，除此維生素B、B2、C在醫學上也被證明有防癌功能，這些在胡蘿蔔的成分中都找得到。

萃取精油的胡蘿蔔種籽最好是野生種，因為野生種的根不能食用，在莖上會開小白花，在精油的萃取上以種籽為主，雖然整根胡蘿蔔都可以萃取精油，或胡蘿蔔根部的浸泡油也含有豐富的維生素，但萃取精油時還是用種籽部分。

精油檔案

萃取：蒸餾種籽。
特質：呈淡黃色、清新的胡蘿蔔香氣。
揮發性：中板
主要成分：胡蘿蔔醇、檸檬烯、松油萜、細辛腦。
屬性：陽性
主要產地：歐洲、印度、埃及

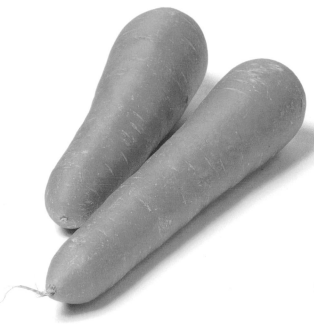

歷史：

胡蘿蔔早在西元一百年左右，就被人類拿來當作食物，差不多時間也被當作藥物使用，在希臘的藥典中頗多記載。胡蘿蔔的英文名字源自希臘文「carotos」，被認為有利肝與利胃的效用，直到工業革命前，歐洲人才發現它對皮膚的好處，開始研究它對皮膚的功能。

直到十九世紀又發現它對免疫系統的作用，自此人們視胡蘿蔔為人類最佳的食物，諸如對眼睛、貧血、肝病、便秘……各種生理疾病都有不錯的效用。

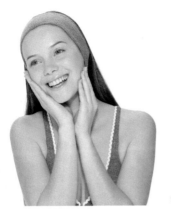

相配精油：

佛手柑、杜松子、薰衣草、檸檬、香蜂草、
迷迭香、馬鞭草

胡蘿蔔種籽油對成熟肌膚能有效防止或延緩皺紋產生。

使用與配方 USE & RECIPE

1.消化系統：它是不錯的淨化油，對肝、膽以及腸胃系統的排毒作用相當好，像黃疸、腎結石、肝炎都有效。清腸胃、祛脹氣、腹瀉，甚至胃潰瘍都能用。

　排毒／按摩：甜杏仁油16ml＋小麥胚芽油4ml＋胡蘿蔔種籽5滴＋豆蔻3滴＋薑2滴

2.泌尿系統：幫助排尿，減輕膀胱炎症狀。

　膀胱炎／按摩：甜杏仁油16ml＋小麥胚芽油4ml＋胡蘿蔔種籽5滴＋杜松子3滴＋檀香2滴

3.生殖系統：它的通經功能，有調整經期幫助受孕的效果，也可以促進荷爾蒙平衡。

　調節荷爾蒙／按摩：甜杏仁油16ml＋小麥胚芽油4ml＋胡蘿蔔種籽5滴＋杜松子3滴＋天竺葵2滴

4.皮膚：在皮膚的運用上，胡蘿蔔種籽油有豐富又多變化的運用，它適合乾燥成熟的皮膚，以及成熟肌膚長青春痘後留下的疤痕，可以讓皮膚光滑有彈性，所以是預防皺紋的好配方之一。在溼疹、牛皮癬、皮膚潰瘍、燒燙傷皮膚復原，都有極佳的效果，是皮膚的救星。。

　預防皺紋／按摩：乳液50ml＋胡蘿蔔種籽3滴＋乳香4滴＋橙花3滴

注意：孕婦最好小心使用。

植物分布：
北半球大部分的溫帶國家都可以看到胡蘿蔔的蹤影，但現在看到的橘紅色胡蘿蔔是荷蘭人培育出來的，最大宗的生產地也就是歐洲各國沿海地區。

相橘類 Citrus
異國情調類 Exotics
花香類 Floral
香草類 Herbs
樹脂類 Resins
辛香類 Spices
木質類 Trees

Essential Oils 精油全書

肉桂 Cinnamon

學名：樟屬 *Cinnamomum zeylanicum*
科名：樟科 *Lauraceae*

概說：
原生於印尼的常年開花常綠植物，散見東南亞、斯里蘭卡、更遠至馬達加斯加都有栽種，頂多長到五公尺的矮木。

在印度，它與沒藥、甘松香同為焚香祝禱的木材；樹皮在乾燥後形成樹皮捲，越接近樹幹中心的樹皮所製成的肉桂品質越上等。

在古時候就被拿來當作美味佳餚的添加劑，或是甜食和飲料，例如用在蛋糕、餅乾、蘋果派、麵包、布丁、什錦水果中，也可用在湯類、肉類、番茄汁、蔬菜、通心麵等，在咖啡、茶等飲料上撒些肉桂粉，效果不錯。

由於肉桂味辛、甘，性熱。在中國的藥理中，有溫補腎陽、溫中逐寒、宣導血脈的作用，也是健胃、祛腸胃脹氣的好藥材。希臘羅馬人拿它來製作香水，及至歐洲製酒術的進步，它也是調酒的香料之一。

幾乎整棵肉桂樹都可拿來萃取精油，不過一般人較常用的是以樹葉蒸餾的精油，因為它不會像樹皮或花苞蒸餾的精油那麼刺激、肉桂醛的含量也沒有那麼高，較不會引發過敏。總之，肉桂精油是非常刺激性的精油，使用劑量要非常低。

精油檔案

萃取：蒸餾樹皮或樹葉。

特質：有甜甜的香味，若是以蒸餾樹皮為主的精油會刺鼻並且聞得出香料的味道；若是蒸餾自樹葉，味道較淡，色澤深黃。

揮發性：慢板

主要成分：芫荽油醇、肉桂醛、糖醛、苯甲酸酯、丁香酚、樟腦、苦艾萜、沉香醇。

屬性：陽

主產地：斯里蘭卡、馬達加斯加、印度、印尼

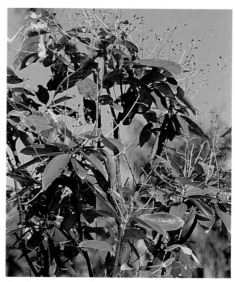

台灣常見的錫蘭肉桂。（薛聰賢 攝）

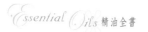

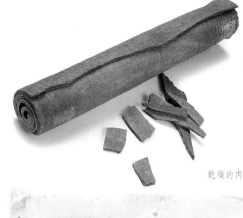

相配精油：
安息香、快樂鼠尾草、丁香、芫荽、絲柏、乳香、薑、
薰衣草、馬鬱蘭、松、迷迭香、百里香

乾燥的肉桂樹捲皮。

使用與配方 USE & RECIPE

1.呼吸系統：是不錯的抗菌劑，對感冒或呼吸道感染都有治療效果，尤其熱性的特質，可
以減輕感冒症狀、保持體溫。

　　感冒／蒸汽吸入：肉桂3滴＋羅勒3滴＋安息香2滴

2.消化系統：它有舒緩的功能，像胃痙攣、消化不良、脹氣、惡心以及腹瀉都有用。

　　助消化／按摩：甜杏仁油20ml＋肉桂3滴＋薑5滴＋橘子2滴

3.生殖系統：它溫暖的特質，對循環不良或冷體質效果非常好，生殖系統方面，經痛、過
少的經血量、來潮前的下腹悶滯都有效；在男性方面，可以治陽痿。

　　經痛／按摩：甜杏仁油10ml＋小麥胚芽油10ml＋肉桂4滴＋薰衣草4滴＋沒藥2滴

4.肌肉：能夠舒緩關節疼痛、用作肌肉疼痛或鎮痙攣按摩也不錯。

　　肌肉疼痛／按摩：甜杏仁油16ml＋小麥胚芽油4ml＋肉桂5滴＋馬鬱蘭3滴＋德國
洋甘菊2滴

5.情緒：溫暖、安撫的特質，幫助產生歡愉興奮的效果，是一種催情劑。

　　薰香：肉桂3滴＋檸檬3滴＋羅勒2滴

注意：
　　高劑量時易引起抽搐，肉桂皮精油
不建議使用在皮膚上，避免用肉桂
精油泡澡，最好以「吸入法」使用。稀釋時劑量要
非常低(1%)，孕婦禁用。

植物分布：熱帶

柑橘類 Citrus
異國情調類 Exotics
花香類 Floral
香草類 Herbs
樹脂類 Resins
辛香類 Spices
木質類 Trees

Essential Oils 精油全書

丁香 Clove

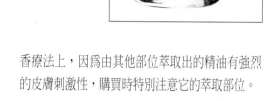

學名：丁子香屬 *Eugenia caryophyllata*
科名：桃金孃科 *Myrtaceae*

概說：

約十公尺高的常綠樹，灰色的葉片小而細緻、花苞紅棕色呈指甲狀。雖然幾乎整棵丁香樹都能萃取出精油，但只有花苞萃取出的精油才能用在芳香療法上，因為由其他部位萃取出的精油有強烈的皮膚刺激性，購買時特別注意它的萃取部位。

它的氣味以及成分有強大的抗菌、驅蟲特質，東南亞國家以及歐洲瘟疫流行時，都是以它來預防以及抵抗傳染病的流行；它的原產地南洋各群島，在歐洲人尚未進入進行開發或商業活動時，甚少傳染病流傳，據了解就是丁香樹的功勞。

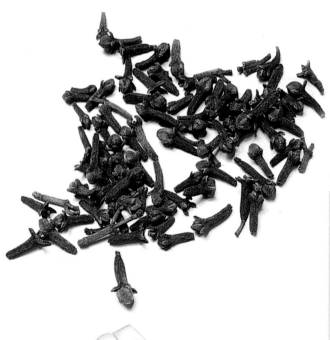

精油檔案

萃取：乾燥的花苞。

特質：這種精油剛蒸餾時呈無色或略帶黃色，放久後轉為深棕色。具強烈刺鼻味。

揮發性：慢板

主要成分：丁香酚、水楊酸甲酯、糖醛、丁香油萜、松油萜。

屬性：陽

主產地：斯里蘭卡

歷史：

在印度的佛教經典中有記載，丁香是一種好的眼藥，亦即消除昏沉、懈怠之用。佛教道場中也用丁香來清潔除臭，有淨化之意。

在中國的藥典中也記錄丁香止痛的功效，尤其是牙痛時以丁香葉來止痛外，也當口香劑使用。

它抗菌的功能，更是歐洲人所重視的，防鼠疫是其一，鑲入甜橙皮一起當芳香驅蟲劑更是葡萄牙人常使用的方式。

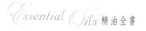

相配精油：

羅勒、安息香、肉桂、葡萄柚、茉莉、杜松子、檸檬、橙花、甜橙、歐薄荷、迷迭香

使用與配方 USE & RECIPE

1.**呼吸系統**：它的抗菌、淨化功能，對呼吸道感染，尤其是流行性的疾病，效果很好。

呼吸道感染／蒸汽吸入：丁香1滴＋尤加利2滴＋松2滴

2.**消化系統**：袪脹氣，緩和腸胃痙攣，對嘔吐、腹瀉以及消化不良都有效。

消化不良／按摩：甜杏仁油20ml＋丁香2滴＋薰衣草5滴＋橘子3滴

3.**皮膚**：促進傷口結痂、慢性皮膚病，如狼瘡。它治療牙痛的功能更是聲譽卓著，是很棒的止痛劑

傷口／塗抹：95蘆薈膠10ml＋丁香2滴＋茶樹1滴＋雪松1滴

4.**情緒**：激勵、強化記憶、振奮沮喪、嗜睡以及溫暖的情緒。

薰香：丁香3滴＋肉桂3滴＋佛手柑2滴

注意：
這是一種非常強勁的精油，使用時務必小心。不適合以按摩方式使用，因為它可能會刺激皮膚，1%低劑使用，孕婦避用，勿泡澡用。丁香精油只有百分之百的純精油才有醫療價值，又因為含有大量丁香酚，對金屬具腐蝕性。

植物分布：
北印度洋沿岸，在印尼、爪哇、摩鹿加群島、斯里蘭卡、馬達加斯加等印度洋各地。

143

Essential Oils 精油全書

芫荽 Coriander

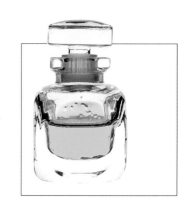

學名：芫荽屬 *Coriandrum sativum*
科名：繖形科 *Umbelliferae*

概說：

搓揉它的葉子會有難聞的味道，類似臭蟲，即希臘文的「Koris」；幸好精油萃取自種子，而種子的味道清新甜美，不像葉子一般難以令人接受。

它跟一般繖形科的植物一樣，翠綠的葉子如羽狀，會開紫色或白色小花，花落結果，即是萃取精油的來源。

繖形科植物的共同特質是幫助消化系統發揮功能，刺激食欲；但它也是一種刺激劑。曾有記載，萃取芫荽精油的工廠，萃取槽打破，精油外洩，造成廠內員工情緒振奮，演變成打架以及嘔吐不止的停工送醫事件。

精油檔案

萃取：以種子蒸餾而成。
特質：甜甜的、但有些刺鼻，呈淺黃色。
揮發性：快板
主要成分：芫荽油醇、松油醇、龍腦、桉油烴、牻牛兒醇、苦艾菇、水茴香菇。
屬性：陽
主產地：羅馬尼亞、摩洛哥、俄羅斯。

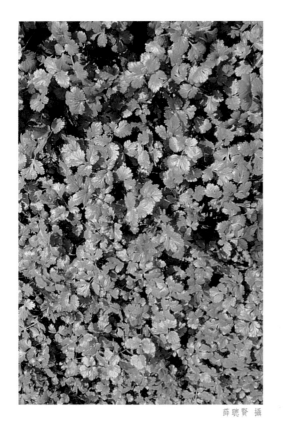

薛聰賢 攝

歷史：

芫荽屬於世界上最古老的香料植物之一；一千多年前，芫荽就被拿來當藥草以及香料，阿拉伯人將它拿來當藥膳、烹飪的作料，甚至在著名的巴比倫空中花園都可以見到它的蹤影；傳至埃及，埃及人也認為它是令人愉悅的香料，希臘羅馬人更當它是調酒的配方。

在東方，印度人當它是醫療用的藥草，可以治療失眠、便秘；在中國它是常見的入菜作料。

使用與配方 USE & RECIPE

1.**消化系統**：它的味道能刺激食欲，治療神經性厭食症之外，可以治療胃痛、胃脹氣，對口臭也很有幫助，尤其是消化不良的口臭。

　　胃脹氣／按摩：杏桃仁油20ml＋芫荽3滴＋薰衣草5滴＋薑2滴

2.**肌肉**：止痛特質，改善關節、肌肉疼痛有效；它也是溫暖的精油，流行性感冒、受寒時的肌肉痠痛均可使用。

　　舒痛／按摩：甜杏仁油16ml＋小麥胚芽油4ml＋芫荽3滴＋尤加利5滴＋黑胡椒2滴

3.**情緒**：消除嗜睡、緊張、疲累有效；並可以增進記憶力。

　　增進記憶力／薰香：芫荽3滴＋迷迭香3滴＋羅勒2滴

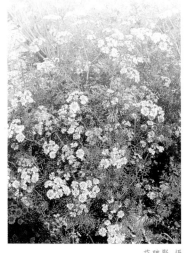

薛聰賢 攝

相配精油：
佛手柑、黑胡椒、肉桂、絲柏、天竺葵、薑、茉莉、杜松子、橘子、香蜂草、橙花、回青橙、伊蘭伊蘭

植物分布：
最早產於南歐摩洛哥、地中海沿岸為主，目前以東歐高加索、亞美尼亞、俄羅斯地區以及南北美洲最多。

注意：*劑量需非常低，易使皮膚敏感，高劑量使人反應遲鈍。乳癌勿用，孕婦產後哺乳要避免使用。*

相橘類 Citrus

異國情調類 Exotics

花香類 Floral

香草類 Herbs

樹脂類 Resins

辛香類 Spices

木質類 Trees

Essential Oils 精油全書

蒔蘿 Dill

學名：蒔蘿屬 *Anethum graveolens*
科名：繖形科 *Umbelliferae*

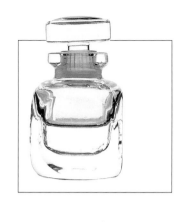

概說：
原來是長在印度的植物，根莖葉都是墨綠色，看起來像茴香，開著小黃花、有小小的果實。傳到地中海沿岸、歐洲等地，埃及人在五千年前即開始使用它。

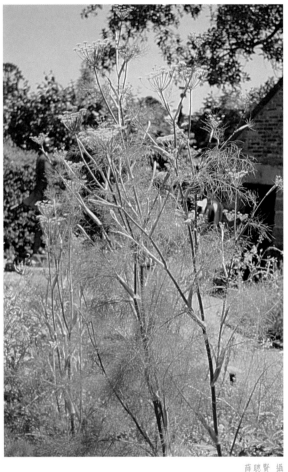

薛聰賢 攝

精油檔案

萃取：蒸餾果實。
特質：有一股淡淡的藥草味，看起來透明無色。
揮發性：快板
主要成分：藏茴香酮、丁香酚、檸檬烯、水茴香萜、松油烯。
屬性：陽
主產地：印度、埃及。

歷史：
埃及人拿它來當止頭痛的藥，希臘羅馬人認為它對祛脹氣、止嗝很有效。

傳說中聖經裡記載的「洋茴香」就是它，所以巴勒斯坦人早就知道它的功能，在北歐或西歐中古世紀時，就認為它對安撫嬰兒很有幫助，想來是它祛脹氣的功能顯著有效，在法國宮廷中，常被拿來當食物的作料或是烤麵包。

相配精油：
佛手柑、雪松、肉桂、天竺葵、橘子、桃金孃、橙花、回青橙、迷迭香

使用與配方 USE & RECIPE

1.**消化系統**：小兒胃脹氣、消化異常，可以用低劑量按摩腹部，但嬰兒避免使用。對大人而言，便秘時可嘗試使用，或消化不良的口臭也可以拿來當漱口水，或以它抗痙攣的特質，止嗝效果頗佳。

消化不良／按摩：甜杏仁油10ml＋杏桃仁油10ml＋蒔蘿5滴＋橘子3滴＋茴香2滴

2.**皮膚**：具有收縮的特質，可以促進傷口癒合。

傷口癒合／抹擦：蘆薈膠30ml＋蒔蘿3滴＋迷迭香1滴＋絲柏1滴

3.**情緒**：鎮靜陰鬱低沉的心靈；放鬆心情。

薰香：蒔蘿3滴＋甜橙3滴＋回青橙2滴

注意：懷孕期避免碰觸使用，因有助產功效。

植物分布：
印度半島、地中海沿岸。

辛香類 Spices

Essential Oils 精油全書

薑 Ginger

學名：薑屬 *Zingiber officinale*
科名：薑科 *Zingiberaceae*

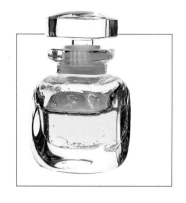

概說：

這是熱帶多年生常綠的草本植物，會開白色小花；莖塊是主要的香料食材，也是提煉精油的來源，薑的莖塊多結節，頗像手掌或手指。

原產於西印度、盛產在亞洲熱帶地區，十一世紀時經由香料路線傳至歐洲，後由歐洲人帶至加勒比海地區，目前品質最好的薑精油來源是牙買加的薑。

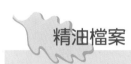
精油檔案

萃取：蒸餾自根部。
特質：色黃，深淺不一，芳香撲鼻、溫暖使人愉悅。
揮發性：快板
化學成分：龍腦、檸檬醛、桉油醇、薑烯、薑素、薑酮。
屬性：陽
主產地：中國、日本、印度、瓜地馬拉、牙買加、奈及利亞。

歷史：

在中國，薑除了是食材、香料之外，也是藥材；所以藥膳料理中經常以薑提出食物的味道或去腥，這種傳統是在漢醫中認為薑可以排除濕氣以及寒氣，在冬天濕冷的氣候中，多使用薑就能處理體內的濕氣。例如，冬天好發作的風濕或鼻子氣管有關的疾病。在印度，也經常在藥典中發現他們記錄薑的用法，印度人對薑的熱性多有研究，認為它們對催情的功能效果卓著。

希臘羅馬人則認為薑是溫暖的植物，尤其對胃部非常好，甚至有排毒的功能，所以薑茶是他們常用的飲料之一，後來歐洲人多以薑來做甜食，如薑餅屋。

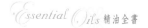

相配精油：

豆蔻、肉桂、丁香、芫荽、尤加利、乳香、天竺葵、檸檬、迷迭香、玫瑰、歐薄荷、馬鞭草

使用與配方 USE & RECIPE

1. **呼吸系統**：去濕氣或體液過多，如流行性感冒、多痰和流鼻水、增進發汗。減輕喉嚨痛和扁桃腺炎。

   感冒喉嚨痛／蒸汽吸入：薑1滴＋松2滴＋尤加利2滴

2. **神經系統**：偏頭痛、暈機、暈車、暈船時有幫助。

   暈眩／手帕吸入：薑1滴＋薰衣草2滴＋薄荷1滴

3. **消化系統**：調節安定消化道，促進胃液分泌；食慾不振、消化疼痛、脹氣、腹瀉、反胃以及壞血症都有效。

   按摩：酪梨油10ml＋杏桃仁油10ml＋薑5滴＋豆蔻3滴＋茴香2滴

4. **生殖系統**：調節因受寒而規律不整的月經。催情劑，治療性無能有功效。用於產後護理，以消除積存的血塊。

   消除血塊／按摩：甜杏仁油10ml＋杏桃仁油10ml＋薑5滴＋天竺葵3滴＋杜松子3滴

5. **肌肉**：關節炎、肌肉痛、扭傷、肌肉痙攣，尤其是下背部的疼痛。

   按摩：甜杏仁油16ml＋小麥胚芽油4ml＋薑5滴＋芫荽3滴＋迷迭香3滴

6. **骨骼**：在止痛上，紓解關節炎、風濕痛與抽筋、扭傷。

   扭傷／按摩：甜杏仁油16ml＋小麥胚芽油4ml＋薑5滴＋德國洋甘菊3滴＋杜松子3滴

7. **情緒**：在消沉時能溫暖情緒。使感覺敏銳並增強記憶，使人心情愉快。適用於疲倦狀態。

   薰香：薑3滴＋橘子2滴＋甜橙3滴

注意：
　　不宜直接塗在皮膚上，或在皮膚上搓揉，也不宜直接加在熱水中泡澡，因為它會讓皮膚產生不良反應，嚴重時會起疹並長水泡。高劑量時，可能引起敏感、皮膚過敏、輕微的光毒反應。

植物分布：
中國、印度亞洲熱帶地區，加勒比海地區。

Essential Oils 精油全書

雪松Cedarwood

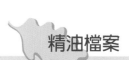

學名：

1. 檜屬 Juniperus virginiana（又稱鉛筆柏、紅刺柏）
2. 雪松屬 Cedrus atlantica（白）

科名：

1. 柏科 Cupressaceae
2. 松科 Pinaceae

概說：

雪松精油又稱為香柏木精油，以下我們以紅雪松與白雪松來區分雪松精油，兩者的科屬雖不同，但功效只有些微的差異。

紅雪松是製造鉛筆的來源，一聞到它的氣味就能明白，它與側柏頗為相近，很容易被誤認為側柏精油；白雪松又稱為大西洋雪松，大部分的雪松精油就是指它，而且許多人認為它才是真正的雪松精油，只有它才有真正的療效。

雪松是常綠針葉，高大、堅固以及樹齡長的樹種，它的松針層一簇簇生長，在五、六月初夏時分，會開始開小黃花，它是雄花；等雄花開始散播，才會開始開雌花。

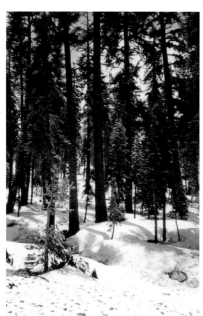

雪松屬的樹種通常會結毬果，而雪松的毬果必須等待兩年才會成熟掉落，有樹脂的香味。因為它的樹齡長，所以容易在墓地邊看到它。

精油檔案

萃取：木材部分以蒸汽蒸餾。

特質：

1.紅雪松：無色透明，木質香，有點類似檀香的味道，但氣味較乾燥。

2.白雪松：黃色黏稠，有樹脂的香氣，淡淡的松脂味，也近似檀香味。

揮發性：慢板

主要成分：

1.紅雪松：雪松醇、杜松萜烯、側柏酮。

2.白雪松：雪松醇、杜松萜烯以及數種倍半萜烯類。

屬性：陽

主產地：

1.紅雪松：北美洲

2.白雪松：摩洛哥

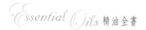

歷史：

「cedar」是閃族的語言，有意志力的意思。它或許是人類最早提煉的精油，在各個古文明國家中，幾乎都有它的記載。

在地中海東岸，尤其是黎巴嫩、巴勒斯坦地區，曾經有大片大片的雪松森林，它們曾經是這個地區主要的建材，在聖經中也可以找到它的紀錄，最明顯的例子是耶路撒冷的所羅門大殿，就是以雪松為建材。

在埃及的木乃伊中，也可以找到雪松的成分，可見它有防腐保護的功能，古埃及文獻更記載它對皮膚保養的功效。

在西藏的醫學紀錄中，它也是薰香、驅除惡靈以及蚊蟲的藥材。尤其在印度、西藏一帶，無檀香時，就以雪松來取代。

使用與配方 USE & RECIPE

1. **呼吸系統：** 對支氣管炎、化痰亦可，所以咳嗽、呼吸道感染可嘗試使用；若是結核病也頗有功效。

   呼吸道感染／蒸汽：雪松2滴＋迷迭香3滴＋檸檬3滴

2. **泌尿系統：** 是有效的消毒劑，對外陰瘙癢、尿道炎、陰道感染、膀胱炎、淋病均有效。

   盆浴：雪松2滴＋薰衣草3滴＋杜松子3滴

3. **皮膚：** 具有收斂、抗菌以及鎮靜效果，任何油性皮膚造成的問題，如痤瘡、頭皮出油均可。陽剛的味道，也很適合使用在刮鬍水上。

   抹擦：乳液50ml＋雪松6滴＋羅馬洋甘菊4滴＋橘子3滴

4. **情緒：** 鬆弛神經、舒緩壓力，助於沉思冥想。亦有壯陽之說。

   放鬆／薰香：雪松4滴＋天竺葵2滴＋檸檬2滴

5. 它是好的驅蟲劑，甚至對老鼠都有用，更別說蚊子、飛蛾、蛀蟲、跳蚤了。

   噴劑：100ml純水＋雪松15滴＋尤加利8滴＋丁香7滴

相配精油：

羅勒、洋甘菊、肉桂、葡萄柚、杜松子、檸檬、橘子、甜橙、馬丁香、迷迭香、馬鞭草

植物分布：
紅雪松分布在北美洲；白雪松以北非、中東等地較多。

注意：
孕期小心使用，預防流產。

柑橘類 Citrus
異國情調類 Exotics
花香類 Floral
香草類 Herbs
樹脂類 Resins
辛香類 Spices
木質類 Trees

Essential Oils 精油全書

絲柏 Cypress

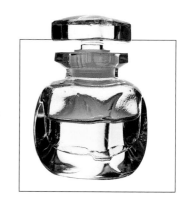

學名：柏屬 *Cupressus sempervirens*
科名：柏科 *Cupressaceae*

概說：

從希臘塞普路斯島由絲柏的學名〔Sempervirens〕命名，就可知道絲柏的生長地與地中海沿岸的關係。

絲柏是一種很實用的樹種，有非常高的經濟價值，它高大堅實、是圓錐形的樹木，可以當建材、棺木，以及雕刻之用；它圓錐形的毬果呈棕灰色，也是萃取精油主要的來源，它陽剛般的氣味，可以拿來當男性古龍水或刮鬍水，因為它的收斂效果很好。

以它收斂止血的特質，古埃及人的醫療經典中，幾乎都會談到它的止血效果，尤其特別提到它對痔瘡出血、膀胱炎的療效。

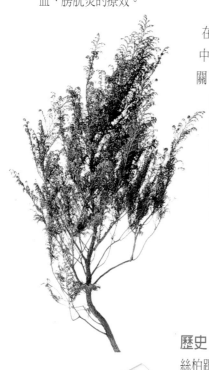

在希臘羅馬神話中與幽冥地府有關的神或神殿，幾乎都可以看到絲柏的蹤影，也能判斷出歐洲人多將絲柏種在墓地周圍。

精油檔案

萃取： 蒸餾新鮮葉子及毬果。
特質： 無色或呈極淡的黃色，有木質和香脂般迷人的琥珀味。
揮發性： 中板
主要成分： 檜醇、糖醛、松油酯、松油萜、樟烯、樟腦、繖花烴。
屬性： 陰
主產地： 法國、德國。

歷史：

絲柏跟許多檜屬、柏屬的樹種一樣，在傳說與神話中都被當作跟死亡有關的植物；希臘神話中，太陽神將一位青年變成絲柏樹以及陰間之神的宮殿都是由絲柏樹所構成。基督教的傳說中，十字架就是由絲柏樹所製作，希臘羅馬人都將絲柏樹種在墓地旁。

埃及時代，不論是埃及人還是阿拉伯人都以絲柏為棺木的木材，恐怕是因為它不易腐爛的特質吧。

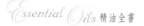

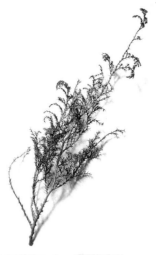

相配精油：
佛手柑、安息香、快樂鼠尾草、杜松子、薰衣草、檸檬草、橘子、甜橙、回青橙、松、迷迭香、花梨木、檀香、伊蘭伊蘭

使用與配方 USE & RECIPE

1.呼吸系統：咳嗽或氣管發炎時，可以用薰香或蒸汽的方式，讓氣管暢通舒服，或是睡覺時滴在枕頭上。

　　氣管發炎 / 吸入蒸汽：絲柏2滴＋安息香1滴＋乳香2滴

2.循環系統：收斂、潔淨以及抗菌特質，對結疤、除腋臭、利尿、殺蟲、止血，以及治療痔瘡、靜脈曲張非常好用。可以消除濕氣，對水腫、風濕、發汗都有用。

　　治療痔瘡 / 盆浴：絲柏3滴＋羅馬洋甘菊2滴＋天竺葵3滴

3.生殖系統：調整月經週期，對月經問題如經痛有用；或者更年期的問題也適用。

　　經痛 / 按摩：甜杏仁油10ml＋葡萄籽油10ml＋絲柏5滴＋快樂鼠尾草2滴＋天竺葵3滴

4.皮膚：控制水分流失，對成熟型肌膚頗好，多汗與油性的皮膚亦是最佳選擇，利於傷口的癒合，具促進結疤功能。對微血管破裂或靜脈曲張，有不錯的效果，例如，臉部缺乏彈性、產生紅血絲現象，也可以拿來按摩臉部。

　　護膚 / 抹擦：95蘆薈膠50ml＋絲柏6滴＋檸檬4滴＋橙花2滴

5.情緒：舒緩憤怒的情緒，除去胸中之鬱悶情緒。

　　紓壓 / 抹擦：95蘆薈膠50ml＋絲柏3滴＋玫瑰4滴＋乳香3滴

注意：
可調節經期，避免在懷孕期間使用。
對靜脈曲張頗具功效，應輕輕在周圍擦過。

植物分布：
歐洲地中海沿岸以及北美洲。

Essential Oils 精油全書

尤加利 Eucalyptus

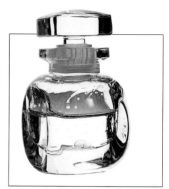

學名：桉屬*Eucalyptus radiata*
科名：桃金孃科*Myrtaceae*

概說：

澳洲特有的無尾熊最喜歡的食物就是尤加利，尤加利精油也以澳洲產爲主，三百多種的尤加利樹均原生於澳洲，雖然目前中非、北非、北美洲等地也移植成功，但尤加利精油仍以澳洲產的澳洲尤加利精油(Eucalyptus radiata)最爲廣泛使用。

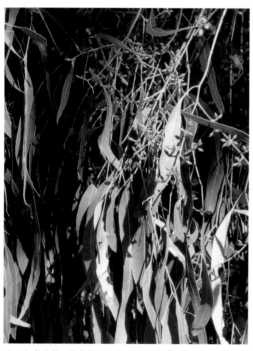

精油檔案

萃取：蒸餾小樹的枝葉。

特質：精油呈流動的液態，色澤清澈淡黃，有樟腦般的氣味跟淡淡的苦味。

揮發性：快板

主要成分：桉油醇、芳樟烯、香茅醛、樟腦、茴香萜、松油萜。

屬性：陽

主產地：澳洲

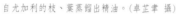
自尤加利的枝、葉蒸餾出精油。(卓芷聿 攝)

澳洲原住民很早以前就會用尤加利葉來治療傷口，也知道焚燒尤加利樹來驅蟲、清潔四周環境。

十九世紀尤加利引進歐洲之後，在醫療體系中研發出尤加利的抗菌劑以及工業量產的殺菌劑。

歷史：

尤加利名字源自希臘文eucalyptos，意思是完整跟覆蓋，因爲它的花蕊是被緊緊包住。它是德國探險家在澳洲所發現，並傳到世界各地；也是他在十九世紀時研發出它的醫療價值。

十九世紀起尤加利的商業價值愈來愈高，因為它的殺菌功能為許多醫生認可，漸漸地在各種商品中加入含尤加利成分的發汗劑、興奮劑以及收斂劑。

相配精油：

安息香、芫荽、絲柏、杜松子、薰衣草、檸檬、檸檬草、香蜂草、松、茶樹、百里香

使用與配方 USE & RECIPE

1. **呼吸系統：**它是最具抗菌力的精油，在流行性感冒中，雖然不能殺死流行病毒，但對流行性感冒的症狀，發燒、氣管炎、痰、發疹，都有不錯的效果。對傳染病瘧疾、傷寒、麻疹、霍亂也可用。

   氣管炎／蒸汽吸入：尤加利2滴＋松2滴＋安息香1滴

2. **泌尿系統：**尿道炎、腎臟炎等發炎症狀，都可以使用。

   尿道炎／盆浴：尤加利4滴＋茶樹2滴＋乳香2滴

3. **肌肉：**按摩關節炎、肌肉痠痛也有止痛、活絡的效果。

   肌肉痠痛／按摩：小麥胚芽油2ml＋甜杏仁油16ml＋酪梨油2ml＋尤加利5滴＋薰衣草3滴＋德國洋甘菊2滴

4. **皮膚：**疱疹有效，燙傷有幫助，促進皮膚新組織的建構。割傷、傷口、潰瘍與發炎狀態，可改善阻塞的皮膚。

   皮膚阻塞／抹擦：95蘆薈膠50ml＋尤加利4滴＋薰衣草4滴＋茶樹3滴

5. **情緒：**冷靜的效果、頭腦清楚，集中注意力。

   冷靜／薰香：尤加利3滴＋檸檬3滴＋羅勒2滴

注意：
強效精油，在劑量上要小心，懷孕、高血壓與癲癇患者避免使用；老人、幼童限制或小心使用；避免內服致毒。

植物分布：
澳洲、中、北非以及北美洲。

柏橘類 *Citrus*
異國情調類 *Exotics*
花香類 *Floral*
香草類 *Herbs*
樹脂類 *Resins*
辛香類 *Spices*
木質類 *Trees*

杜松子 Juniper berry

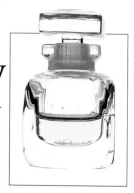

學名：檜屬 *Juniperus communis*
科名：柏科 *Cupressaceae*

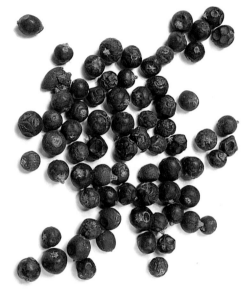

有暗紅色外皮的杜松子，由於濃郁的苦味及甘甜味，所以被用作調配琴酒的香料。將杜松子泡茶，因為有利尿功能，所以對減肥也頗有效果。

精油檔案

萃取：蒸氣蒸餾新鮮成熟的果實。

特質：無色或淡黃、淡綠。清新乾淨，略帶辛辣味的木頭香。

揮發性：中板

主要成分：龍腦、松油醇、松油萜、杜松萜烯、雪松烯、樟烯。

屬性：陰

主產地：歐洲義大利、法國、匈牙利、南斯拉夫以及北美加拿大。雖然北半球都可以看見它的蹤跡，但愈南邊的品質愈好，義大利產的杜松子精油即為精品。

概說：

杜松有六十多種，為常綠灌木，最高可以長到十公尺，一般約二公尺左右。樹幹呈紅色、葉子呈針狀，每三片葉子以螺旋形緊密排列，會開小黃花，結的毬果在成熟後會由綠轉為黑色或深藍色，這是萃取精油的主要部位；雖然樹幹或枝葉也可以萃取出精油，但是成分不佳、價值較低，在芳香療法中最好使用杜松子精油，而非杜松精油。

歷史：

杜松使用的時間頗早，在埃及以及歐洲的早期文獻中，處處可以看到它的蹤影。在瑞士境內發現的史前遺跡中，即有杜松子；古埃及人用它來當消毒劑，古希臘人更以燃燒杜松來防止流行病傳染，同一期間羅馬人也以它為抗菌劑，甚至在烹飪時使用。在西藏也是以焚燒杜松來防止傳染病蔓延。

十九世紀末發生在西歐的天花傳染病，可以在法國的紀錄中看到醫院以焚燒杜松子來消毒；更早之前的歐洲醫生，都認為杜松子是好的利尿劑以及治療泌尿系統的腎臟、膀胱的好藥材。

杜松源自拉丁文juniores，意思是經常會結新果實的樹，居爾特人則稱它「gen」，是為小灌木。所以杜松子酒稱做「gin」就是從這個語系發展出來。從這裡也可以看出，杜松除了是藥材之外，也經常是製作飲料的添加物或是醃製食物的調味料。

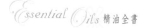

相配精油：
佛手柑、安息香、雪松、絲柏、乳香、天竺葵、檸檬、
甜橙、迷迭香、花梨木、檀香

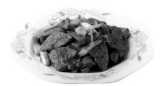

大魚大肉吃太多，體內毒素日積月累，
可以用杜松子精油排出毒素。

使用與配方 USE & RECIPE

1.**呼吸系統**：它的抗菌性對呼吸道感染有效，也可以治療痙攣性咳嗽。

　薰香：杜松子4滴＋尤加利2滴＋乳香2滴

2.**消化系統**：有排毒效果、淨化功能，尤其是腸道阻滯或者便秘、痔瘡，所以在實用過量食物或酒精時，可以幫助排出堆積毒素。

　食用過量／按摩：甜杏仁油16ml＋小麥胚芽油4ml＋杜松子6滴＋歐芹2滴＋茴香2滴

3.**泌尿系統**：在泌尿生殖系統上功效卓著，是很好的利尿劑，它幫助排尿的功能，還能削減蜂窩組織炎、水腫以及滯留的體液，所以減肥的人也適合用杜松　另外，對膀胱炎、尿道結石、腎結石、前列腺肥大、外陰感染都有效。

　減肥／按摩：甜杏仁油16ml＋小麥胚芽油4ml＋杜松子6滴＋葡萄柚2滴＋檀香2滴

4.**骨骼系統**：它在治療關節炎上早已聲譽卓著，因為它可以清除尿酸，在痛風、風濕的治療上也常被使用。除此，它對坐骨神經、四肢僵硬或疼痛，都能緩解。

　風濕／按摩：甜杏仁油20ml＋杜松子4滴＋尤加利4滴＋德國洋甘菊2滴

5.**皮膚**：是油性、毛孔阻塞的好幫手，以它來深層清潔淨化、治療面皰青春痘頗有功效，對抗橘皮組織也不錯。杜松子對濕疹、皮膚炎、乾癬都有功效。

　皮膚炎／塗抹：膠50ml＋杜松子4滴＋迷迭香3滴＋德國洋甘菊2滴

6.**情緒**：它的清潔淨化作用，驅走屋內負面的能量，適合在冥想之前用，讓人有煥然一新的感覺。可以鎮靜神經、令人清爽、幫助減壓、激勵人心。

　減壓／薰香：杜松子4滴＋佛手柑2滴＋乳香2滴

注意：如有嚴重的腎病或其他腎感染時避免使用，孕期避免使用，敏感肌膚低劑量使用。

植物分布：在北半球幾乎都可見到它的蹤跡，喜好生於堊土與石灰岩質上。生產最茂密的地區是北歐的瑞典、蘇格蘭、英格蘭，韓國、加拿大的森林也多此樹種。

Essential Oils 精油全書

桃金孃 Myrtle

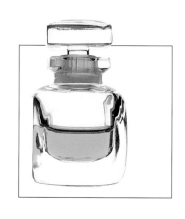

學名：桃金孃屬 *Myrtus communis*
科名：桃金孃科 *Myrtaceae*

概說：

這種矮小常綠的灌木，原產於北非以及伊朗地區；在地中海沿岸蔓生之後，成爲歐洲各地的庭園以及盆栽植物。

它最高也只有五公尺左右，有泛著油光的藍綠色橢圓葉片，有白色或橘色的花朵，氣味異常芳香，會結紫黑色的醬果。

它和尤加利是同一科的植物，也同樣有驅蟲樹之稱，對地中海沿岸的居民來說，一整棵姚金孃都

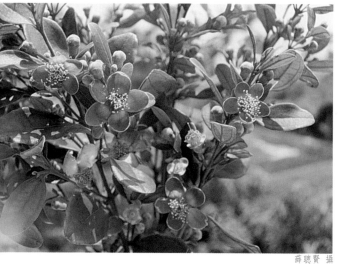

薛聰賢 攝

精油檔案

萃取：蒸餾新鮮的嫩葉子。

特質：清澈的淡黃或淡綠色，氣味非常清新宜人。

揮發性：中板

主要成分：桉油醇、桃金孃醛、牻牛兒醇、芳樟醇、沉香醇、樟烯。

屬性：陽，但有強烈的陰

主產地：科西嘉島、摩洛哥、奧地利、突尼西亞。

是非常有用的樹，葉子可以當烹煮肉類時的作料，甚至像包粽子的粽葉一樣包裹要燒烤的雞肉鳥肉，醬果可以食用也可以曬乾後當香料使用，所以法國人稱它爲「科西嘉胡椒」，甚至樹枝都是煙薰肉類時最好的木材，因爲它的香氣會造成特殊的風味。

歷史：

希臘羅馬神話中，奧林匹克競賽的優勝者，可以得到桃金孃葉子編的頭環來表示優勝及祝福；聖經中猶太婦女當新娘那一天，以桃金孃的花朵爲頭環以及捧花，象徵幸福美滿。歐洲地中海沿岸，尤其是法國人都會請女性在門前栽種它以辟邪。

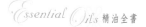

柑橘類 Citrus

異國情調類 Exotics

花香類 Floral

香草類 Herbs

樹脂類 Resins

辛香類 Spices

古埃及人以姚金孃的葉子泡酒來退燒,古希臘時代它的殺菌能力就備受肯定,尤其是治療膀胱感染。而羅馬人用它來治療呼吸道的問題,十六世紀的歐洲人已經知道它的收斂效果,用它來清潔皮膚以及治療皮膚炎,更調配了一種化妝水稱做「天使之水」。

十九世紀時,桃金孃的化學成分已經被分析出來,它的藥物屬性更加明確,那時候的醫生已經用它來治療呼吸道、生殖泌尿系統甚至消化系統的毛病。

使用與配方 USE & RECIPE

1.呼吸系統:它的淨化功能,對氣喘、慢性支氣管炎、鼻竇炎以及感冒引起的呼吸道感染都很有效。對孩童來說,尤加利比較刺激,改用桃金孃是很好的選擇,因為它比較溫和不刺鼻。

   支氣管炎/蒸汽:桃金孃2滴+尤加利2滴+沒藥1滴(小孩可以不加尤加利)

2.生殖系統:子宮補藥、減少白帶。

   盆浴:桃金孃3滴+薰衣草3滴+德國洋甘菊2滴

3.皮膚:是治療油性粉刺的好幫手,也可治療痤瘡以及痤瘡留下來的疤痕。改善牛皮癬、毛孔粗大、瘀傷、油性膚質。

   抹擦:95蘆薈膠50ml+桃金孃4滴+佛手柑3滴+花梨木3滴

相配精油:
佛手柑、肉桂、芫荽、絲柏、蒔蘿、薰衣草、檸檬、檸檬草、迷迭香、花梨木、歐薄荷、百里香、茶樹

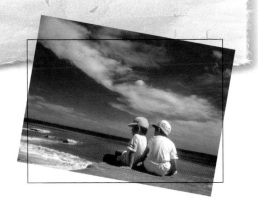

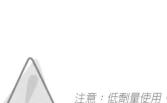

注意:低劑量使用。

植物分布:
北非、中東等地的地中海沿岸以及海中小島上,中歐、東歐也有少部分。

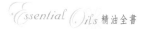

Essential Oils 精油全書

回青橙 Petitgrain

學名：柑橘屬 *Citrus aurantium*
科名：芸香科 *Rutaceae*

概說：

回青橙是一種萃取自苦橙樹葉的精油，也有人翻譯成「苦橙葉」，它又被戲稱是窮人的橙花，因與橙花香氣、功能相似。

蒸餾自枝葉的回青橙香味較厚重，香水業者喜歡用它更甚於橙花，因此法國南部的香水城，有一段時間以生產品質精良的回青橙著名；現在主產地在巴拉圭，但品質不如從前。

比橙花精油便宜又比甜橙精油適合當作泡澡精油的回青橙，是用途頗為廣泛的一種精油，它有柑橘屬精油的所有特色；甚至它有別於其他柑橘屬精油，對抑制皮脂分泌以及殺菌的功效，是很好的皮膚用油，而且它也不具光敏性。

尤其，回青橙不若橙花精油的苦味，幾乎沒有人不喜歡它的氣味，也因此成為製作高級古龍水的主要成分。

精油檔案

萃取：苦橙樹的葉及嫩芽蒸餾（苦橙樹萃取出的三種精油之一，另外兩種是由花朵萃取出的橙花精油，和由水果果皮萃取出來的苦橙精油。）

特質：木質香和花香交替散發，持續力強。

揮發性：中板至快板

主要成分：牻牛兒醇、芫荽酯、沉香醇、薰衣草酯、檸檬醛、檸檬烯。

屬性：陰

主產地：義大利、埃及、海地、巴拉圭。

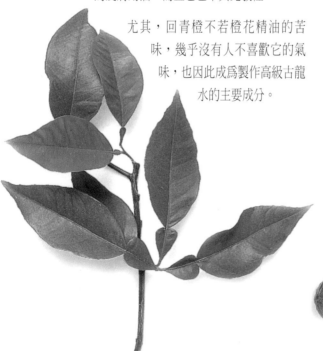

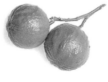

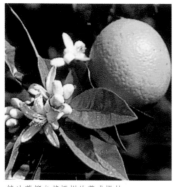

精油蒸餾自苦橙樹的葉或嫩枝。

歷史：

從英文字面上，Petit有細小的意思、grain指顆粒狀，因此它的名字有「小果實」的意思，因為在幾世紀前，回青橙精油是萃取自未成熟的果實，果實小如黑梅果般、尚未成熟前就將它採收，以萃取精油。

使用與配方 USE & RECIPE

1.神經系統：它是神經系統的鎮定劑，它放鬆的特性，能幫助著失眠與心跳加快的焦慮感。能放慢身體的步調，調理呼吸，放鬆痙攣的肌肉。有益於病癒的虛弱身體狀態，因為它能溫和地刺激免疫系統，增強對疾病的抵抗力。同時，它除臭的特性也能使身體保持清新有活力。安撫胃部肌肉，因此可解決苦惱的消化問題。

　放鬆／泡澡：回青橙3滴＋薰衣草3滴＋羅馬洋甘菊2滴

2.皮膚：調節皮膚功能，減低皮脂分泌，也是好的殺菌劑，所以對粉刺、青春痘等有不錯治療效果。另，可治療頭皮屑。

　減低皮脂分泌／抹擦：乳膠50ml＋回青橙4滴＋天竺葵4滴＋佛手柑3滴

3.情緒：安撫憤怒與恐慌，情緒低落時是好的抗憂鬱劑，使心情煥然一新。

　薰香：回青橙3滴＋橙花2滴＋甜橙2滴

相配精油：

佛手柑、豆蔻、雪松、天竺葵、薰衣草、檸檬、香蜂草、橙花、甜橙、馬丁香、迷迭香、花梨木、檀香、伊蘭伊蘭

植物分布：

它是苦橙、酸橙、塞維爾橙樹，甚至是橘子、甜橙的嫩枝葉萃取而來，所以從中國、南亞到歐洲都可以看見它的蹤影。

松Pine

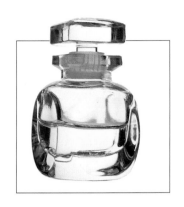

學名：松屬 *Pinus sylvestris*
科名：松科*Pinaceae*

概說：

松有一百多個品種，有些含有毒性，像矮松(P. Mugo)；萃取松精油的主要品種是歐洲赤松（ P. Sylvestris），因此購買松精油要特別注意它的學名。

它屬於高大型的毬果樹種，一般松樹可高達四十公尺，樹皮多為紅棕色，有灰綠色的針葉，會開黃色的穗花，結成毬果需要兩年。

雖然它整株松樹都能蒸餾精油，但樹皮蒸餾的精油品質不佳，最上等的精油是生長在北緯四十度以上的松樹針葉及毬果蒸餾而成的精油。

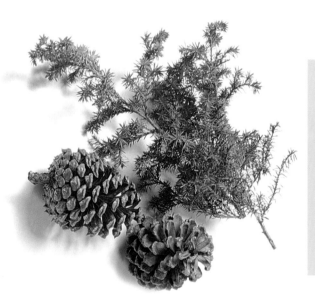

精油檔案

萃取：蒸餾嫩針葉與毬果
特質：無色或淡黃色，刺鼻的香味以及接近樟腦的氣味。
揮發性：中板
主要成分：松烯、龍腦、樟烯、雙戊烯、水芹烯。
屬性：陽
主產地：蘇格蘭跟俄羅斯東部。

歷史：

古文明國家幾乎都找得到松樹的記載，古埃及人以及古希臘人在祭典時焚燒松樹，淨化環境；在希臘藥典中也可以找到松樹治療肺病的記載、以及對呼吸道的治療方法。

阿拉伯人也知道用松樹治療感染性疾病，尤其是呼吸道感染。

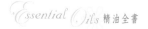

松樹在西歐最早發現於英格蘭的羅馬遺跡中，有毬果以及樹枝；善於航海的蘇格蘭人，以松樹製作出名的單軌帆船。

北美洲的印地安人用松樹來治療敗血症。

相配精油：

雪松、肉桂、快樂鼠尾草、絲柏、尤加利、杜松子、薰衣草、桃金孃、綠花白千層、茶樹、百里香

使用與配方 USE & RECIPE

1.**呼吸系統**：它是很好的抗菌劑，對肺炎以及呼吸道感染有絕佳的效果，流行性感冒時的喉嚨痛、痰、流鼻水以及鼻竇炎都有效。

　　蒸汽：松2滴＋尤加利2滴＋檀香1滴

2.**肌肉**：溫暖的特質，對風濕或痛風時的肌肉疼痛很有效，也可以改善肌肉僵硬。

　　熱敷：松3滴＋迷迭香3滴＋黑胡椒2滴

3.**泌尿系統**：抗炎的作用對膀胱炎、攝護腺炎以及膽結石都可以嘗試使用。

　　泡澡：松樹3滴＋絲柏3滴＋薰衣草2滴

4.**情緒**：振奮精神。

　　薰香：松3滴＋杜松子3滴＋羅勒2滴

注意：*用低劑量，且特別注意學名。*

植物分布：

北半球高緯度地區，北美洲加拿大、中國東北、斯堪地那維亞半島、蘇格蘭、俄羅斯。

Essential Oils 精油全書

花梨木Rosewood

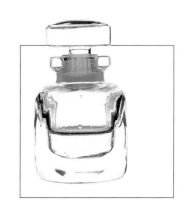

學名：花梨木屬 *Aniba rosaeaodora*

科名：樟科 *Lauraceae*

概說：

樹種非常少，只在南美洲的熱帶雨林區找得到，因此非常珍貴。約四十公尺高的常綠樹，會開黃色的花朵。

上個世紀三○年代以前，只有法屬蓋亞納的天然林中可以萃取出花梨木精油，世界環保人士呼籲不要使用花梨木精油，以免破壞雨林生態；三○年代巴西雨林區才開始有計畫種植花梨木，但以它的生長期、伐木的困難度，花梨木精油還是一種取之不易的芳療用油。

由於它兼具木質味與花香味，是一種很好的香水原料；巴西的樹種偏木質味，蓋亞納的樹種有比較濃郁的花香味。

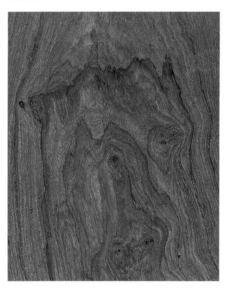

精油檔案

萃取：由木心蒸餾。

特質：味道辛辣的木質與花香味。

揮發性：中板

主要成分：沉香醇、橙花醇、牻牛兒醇。

屬性：陽

主產地：亞馬遜河流域。

歷史：

它被發現得晚，在芳香療法的使用上也是很後來的事，早期的歐洲人喜歡將它的木心製做成梳子、鏡框以及櫥櫃等。

中國明朝的時候，高級考究的家具，多是用花梨木製作。由於花梨木紋理漂亮，工匠們多採用通體光潔的處理，不作雕飾，以突出木材紋理的自然美，花梨家具華麗無比。

所幸花梨木精油只要以木屑就可以蒸餾，在巴西亞馬遜河流域有計畫地栽種之後，巴西也發展出花梨木的蒸餾工廠。

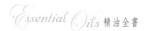

相配精油：
雪松、肉桂、芫荽、絲柏、乳香、天竺葵、馬丁香、廣藿香、
回青橙、松、玫瑰、迷迭香、檀香、岩蘭草

使用與配方 USE & RECIPE

1.**神經系統**：冷頭痛、時差、驅蟲、適應濕氣和高溫。有另外一種說法是，它對性欲有催促作用，因此治療性冷感或性無能，有提振效果。

　　提高性欲 / 泡澡：花梨木3滴＋玫瑰3滴＋天竺葵2滴

2.**免疫系統**：它最大的價值就在免疫系統的使用，在免疫力低時，可提供身體極佳的抵抗力，能抗菌、抗病毒；在激勵的作用上，可以活化免疫系統。

　　活化免疫系統 / 薰香：花梨木2滴＋羅勒3滴＋薰衣草2滴

3.**皮膚**：活化肌膚，適合乾燥、敏感肌膚，能抗皺防老化。

　　護膚 / 抹擦：乳液50ml＋花梨木4滴＋乳香3滴＋檀香3滴

4.**情緒**：可穩定中樞神經，提振情緒；尤其它有特殊的抗憂鬱效果，心情極端惡劣的人可以嘗試。

　　薰香：花梨木3滴＋橘子3滴＋芫荽2滴

植物分布：
南美洲熱帶雨林區。

柑橘類 CITRUS

異國精調類 EXOTICS

花香類 FLORAL

香草類 HERBS

樹脂類 RESINS

辛香類 SPICES

木質類 Trees

茶樹 Tea Tree

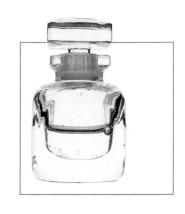

學名：白千層屬 *Melaleuac alternifolia*

科名：桃金孃科 *Myrtaceae*

概說：

茶樹跟白千層屬植物幾乎是澳洲的特產，但茶樹拿來提煉精油的時間較晚，但它後來居上，在抗感染的效果上，更甚於其他。

它的英文名字最早是Ti-Tree，反而是後來拼成Tea-Tree容易被誤會是一般人慣常飲用的紅茶或綠茶。

它約八公尺高，一如其他白千層屬或桃金孃科植物，有細長的葉子、會開淡黃色的花，以及木質果實，樹皮一如會脫皮的蛇皮；喜歡生長在潮濕地帶，因此在澳洲新南威爾斯有大量有計畫的栽種。

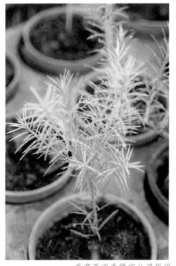

美商亞洲美樂家公司提供

精油檔案

萃取：蒸餾葉片與末端的小枝幹

特質：從無色至淡色，清澈、低黏度，味近似尤加利樹。

揮發性：快板

主要成分：萜品醇、松烯、桉油醇。

屬性：陽

主產地：澳洲

歷史：

最早使用茶樹的澳洲土著人，以它們來治療傷口以及受感染潰爛的皮膚。第一次大戰後傳到歐洲，歐洲人才開始研究它，拿它來跟綠花白千層以及桃金孃做比較，發現它抗感染的功效顯著，在芳香療法的使用上，後來居上。

第二次大戰時，軍需藥品大量增加，醫療界對茶樹的研究更精進，發現它對化膿、殺菌有非常好的效果，拿來處理傷口。

五〇年代開始，美國人對它發生莫大的興趣，發現它是葡萄球菌以及念珠菌的剋星；八〇年代開始，愛滋病蔓延迅速，研究人員對它報以更大的期望，希望能找出對抗愛滋的藥物，雖然它不能直接殺死AIDS病毒，不過它在免疫系統上的功能還是深受重視。

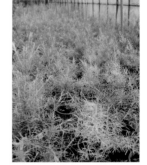

美商亞洲美樂家公司提供

Essential Oils 精油全書

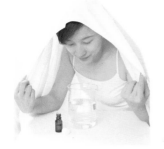

相配精油：

肉桂、快樂鼠尾草、絲柏、尤加利、薑、薰衣草、
檸檬、橘子、桃金孃、橙花、迷迭香、百里香

茶樹精油對感冒引起的呼吸不順、鼻塞等症狀，治療效果很好。

使用與配方 USE & RECIPE

1.呼吸系統：它治療流行性傳染病毒的效果非常好，如果在病毒一感染時就使用它來泡澡或蒸氣，將病毒透過排汗排除，效果將非常顯著。若有流行性感冒的症狀，呼吸不順、鼻塞、喉嚨痛都可以用它。

　　感冒鼻塞 / 蒸汽吸入：茶樹2滴＋松1滴＋沉香醇百里香2滴

2.免疫系統：助免疫系統抵抗傳染性的疾病，縮短患病的時間，為強效的抗菌精油。用排汗的方式將毒素逐出體外，流行性感冒、唇部疱疹、黏膜發炎，治療腺體發熱和牙齦發炎。強化免疫系統協助愛滋病患（必須由合格的醫療人員來執行）。強勁的抗病毒與殺菌特性，可治療持續性感染，幫助病毒感染後的虛弱狀態，讓身體在復元的階段增添活力。

　　強化免疫系統 / 泡澡：茶樹3滴＋檀香3滴＋沒藥2滴

3.生殖系統：抗黴菌的特性，可清除陰道的念珠菌感染，一般而言，對生殖器感染很有幫助。也可淨化尿道，改善膀胱炎。消解生殖器與肛門的瘙癢，也能舒緩一般性瘙癢，如水痘和昆蟲叮咬的紅疹。

　　陰道念珠菌感染 / 盆浴：茶樹3滴＋沒藥2滴＋德國洋甘菊3滴

4.皮膚：淨化效果絕佳，改善傷口感染的化膿現象，以及癤和癰。清除水痘和帶狀疱疹所引起的小痘痘和不潔部位。可應用於灼傷、瘡、曬傷、癬、疣、圓癬、疱疹和香港腳；也可治療頭皮過乾與頭皮屑。

　　香港腳 / 抹擦：95蘆薈膠50ml＋茶樹8滴＋尤加利4滴＋佛手柑3滴

5.情緒：使頭腦清新、恢復活力，尤其是用於受驚嚇的情況。

　　薰香：茶樹3滴＋杜松子2滴＋乳香3滴

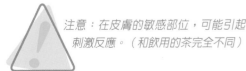

！ *注意：在皮膚的敏感部位，可能引起刺激反應。（和飲用的茶完全不同）*

植物分布：澳洲。

Essential Oils 精油全書

芳香精油運用於各症狀簡表

※此表為家居生活常用的精油，以及常發生的症狀。

精油	呼吸道系統						消化系統							
	氣喘	支氣管炎	喉嚨感染	咳嗽	感冒	鼻竇炎／鼻塞	無胃口	消化不良	暈車船	嘔吐	胃腸炎	腸胃脹氣	痙攣	便秘
羅勒(Basil)	★	★	★	★			★	★	★	★	★	★	★	
佛手柑(Bergamont)		★	★	★			★	★	★	★	★	★	★	★
黑胡椒(Blackpepper)		★			★		★	★	★	★			★	★
胡蘿蔔種籽(Carrot seed)														
雪松(Cedarwood)	★	★	★	★	★								★	★
德國洋甘菊(Chamomile German)	★							★	★	★		★	★	
羅馬洋甘菊(Chamomile Roman)	★							★	★	★		★	★	
快樂鼠尾草(Clary sage)	★			★									★	
丁香(Clove)	★	★			★			★				★		
絲柏(Cypress)	★			★	★									
尤加利(Eucalyptus)	★	★	★	★	★	★					★			
茴香(Fennel)		★						★	★	★		★	★	★
乳香(Frankincense)	★	★		★										
天竺葵(Geranium)														
薑(Ginger)		★		★		★		★	★	★			★	
杜松子(Juniper berry)	★			★				★			★	★		
薰衣草(Lavender)	★	★	★	★	★	★		★			★	★	★	
檸檬(Lemon)		★			★			★	★			★		
檸檬草(Lemongrass)		★						★			★			
馬鬱蘭(Marjoram)	★	★		★	★						★	★	★	
橙花(Neroli)											★			
甜橙(Orange)		★					★				★		★	★
廣藿香(Patchouli)														
歐薄荷(Peppermint)	★	★	★	★	★	★		★	★		★	★		
回青橙(Petitgrain)												★		
松(Pine)	★	★	★	★	★	★					★			
玫瑰(Rose)	★			★						★				★
迷迭香(Rosemary)	★	★		★	★			★			★			★
花梨木(Rosewood)									★	★	★			
檀香(Sandalwood)	★	★	★	★	★			★	★		★		★	★
茶樹(Tea tree)		★	★	★	★			★			★			
岩蘭草(Vetiver)														
伊蘭伊蘭(Ylang Ylang)											★			

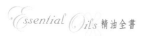
Essential Oils 精油全書

	肌肉、骨骼、循環系統									神經系統				
	肌肉痛	風濕痛	關節痛	撞傷／淤青	扭傷	循環不良	靜脈曲張	高血壓	低血壓	焦慮	抑鬱	偏頭痛	驚嚇	緊張
羅勒(Basil)	★	★	★								★	★		★
佛手柑(Bergamont)										★	★			★
黑胡椒(Blackpepper)	★			★	★	★			★					
胡蘿蔔種籽(Carrot seed)														
雪松(Cedarwood)										★				★
德國洋甘菊(Chamomile German)	★	★	★	★								★		
羅馬洋甘菊(Chamomile Roman)										★	★			
快樂鼠尾草(Clary sage)	★							★		★	★	★	★	★
丁香(Clove)	★	★	★	★	★									
絲柏(Cypress)				★			★			★				★
尤加利(Eucalyptus)	★	★	★	★	★									
茴香(Fennel)		★	★	★										
乳香(Frankincense)										★			★	★
天竺葵(Geranium)				★						★			★	★
薑(Ginger)	★	★	★			★			★			★		
杜松子(Juniper berry)	★	★	★											
薰衣草(Lavender)	★	★	★	★	★	★	★	★		★	★	★	★	★
檸檬(Lemon)		★	★				★	★						
檸檬草(Lemongrass)	★					★			★		★			★
馬鬱蘭(Marjoram)	★	★	★	★	★		★	★		★		★		★
橙花(Neroli)							★			★	★	★	★	★
甜橙(Orange)							★			★				
廣藿香(Patchouli)										★	★			
歐薄荷(Peppermint)	★	★	★			★	★		★			★	★	
回青橙(Petitgrain)										★	★			★
松(Pine)	★	★	★			★			★					
玫瑰(Rose)						★			★	★		★	★	★
迷迭香(Rosemary)	★	★	★	★		★			★			★		
花梨木(Rosewood)										★	★		★	★
檀香(Sandalwood)										★	★			★
茶樹(Tea tree)														
岩蘭草(Vetiver)	★	★	★		★					★				
伊蘭伊蘭(Ylang Ylang)								★				★	★	★

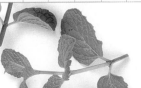

Essential Oils 精油全書

	神經系統	生殖系統						美顏							
	失眠	經期EQ差	經血過多	不規則	經痛	停經	經血不足	平衡油水分泌	預防皺紋	壓力型肌膚	改善阻塞肌膚	疤痕	青春痘	毛孔粗大	妊娠紋
羅勒(Basil)				★		★	★							★	
佛手柑(Bergamont)		★				★				★	★	★	★	★	
黑胡椒(Blackpepper)					★										
胡蘿蔔種籽(Carrot seed)				★					★			★			
雪松(Cedarwood)		★				★	★			★	★	★	★	★	
德國洋甘菊(Chamomile German)				★	★	★				★	★	★	★		
羅馬洋甘菊(Chamomile Roman)	★										★		★		
快樂鼠尾草(Clary sage)		★			★	★	★				★				
丁香(Clove)					★		★					★		★	
絲柏(Cypress)			★		★	★				★				★	
尤加利(Eucalyptus)															
茴香(Fennel)				★	★		★								
乳香(Frankincense)			★	★					★			★			★
天竺葵(Geranium)		★	★			★		★			★		★		
薑(Ginger)															
杜松子(Juniper berry)				★	★		★			★				★	
薰衣草(Lavender)	★	★		★		★	★	★	★	★	★	★	★	★	★
檸檬(Lemon)						★				★	★		★	★	
檸檬草(Lemongrass)										★	★		★	★	
馬鬱蘭(Marjoram)	★			★	★		★								
橙花(Neroli)	★					★			★	★		★		★	★
甜橙(Orange)	★	★							★	★		★		★	★
廣藿香(Patchouli)									★		★	★	★		★
歐薄荷(Peppermint)				★		★	★				★				
回青橙(Petitgrain)	★	★								★	★			★	
松(Pine)						★									
玫瑰(Rose)	★		★	★	★			★	★	★					
迷迭香(Rosemary)				★	★				★		★		★		
花梨木(Rosewood)		★				★		★	★	★	★		★		★
檀香(Sandalwood)	★	★							★	★	★	★	★	★	★
茶樹(Tea tree)											★		★		
岩蘭草(Vetiver)	★									★	★				
伊蘭伊蘭(Ylang Ylang)	★	★				★				★	★		★	★	

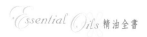

	美顏								美體			美髮		
	曬傷	溼疹	燙傷	疱疹	微血管破裂	回春	淡化細紋	消除黑眼圈	緊實肌膚	減肥／瘦身	水腫	健康頭皮／頭髮	去除頭皮屑	護色
羅勒(Basil)									★					
佛手柑(Bergamont)		★	★	★								★		
黑胡椒(Blackpepper)														
胡蘿蔔種籽(Carrot seed)	★					★	★							
雪松(Cedarwood)		★								★		★	★	
德國洋甘菊(Chamomile German)	★	★	★	★	★			★				★		★
羅馬洋甘菊(Chamomile Roman)		★						★				★		
快樂鼠尾草(Clary sage)			★			★	★		★			★	★	
丁香(Clove)														
絲柏(Cypress)					★				★	★	★	★		
尤加利(Eucalyptus)			★	★						★				
茴香(Fennel)						★				★	★			
乳香(Frankincense)	★		★			★	★					★		
天竺葵(Geranium)	★	★		★				★				★		
薑(Ginger)														
杜松子(Juniper berry)		★								★	★			
薰衣草(Lavender)	★	★	★	★	★	★	★					★	★	
檸檬(Lemon)			★							★	★	★		★
檸檬草(Lemongrass)									★					★
馬鬱蘭(Marjoram)						★	★	★						
橙花(Neroli)					★	★	★							
甜橙(Orange)												★		
廣藿香(Patchouli)	★	★	★		★			★	★			★	★	★
歐薄荷(Peppermint)	★				★									
回青橙(Petitgrain)														
松(Pine)														
玫瑰(Rose)		★			★	★	★	★						
迷迭香(Rosemary)		★				★	★		★	★	★	★	★	★
花梨木(Rosewood)						★	★					★		
檀香(Sandalwood)					★	★	★	★				★		★
茶樹(Tea tree)			★	★								★	★	
岩蘭草(Vetiver)														
伊蘭伊蘭(Ylang Ylang)						★						★	★	

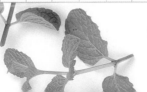

Essential Oils 精油全書

Index

●此部份主要以本書列出的50種精油為查詢索引　●斜體字則為該植物的拉丁學名或科別名稱

中文索引

英文索引

Essential Oils 精油全書

純 真 香 薰 ®

aroma véra

The Power of Essential Oil

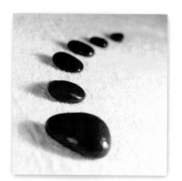

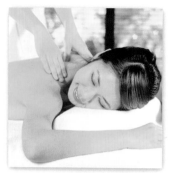

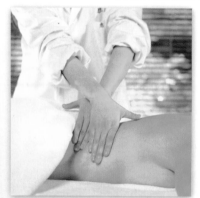

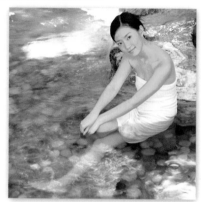

帶 您 進 入 純 真 香 薰 的 世 界

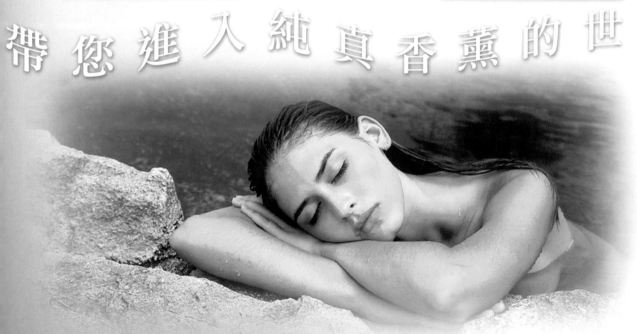

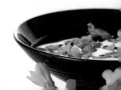

總代理：耀泰國際有限公司

九龍尖沙咀廣東道25號港威大廈I座23樓2301室

電話：(852)2735 8101　　　　傳真：(852)2314 2674

純真香薰

aroma véra®
The Power of Essential Oil

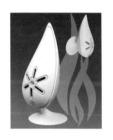

耀泰國際有限公司代理一系列高質素香薰產品，品牌包括 aroma vera 、Janelle、Phytosun Aroms 及 Aromamatic Products，精油種類多達過百，產品系列包括頭髮、面部、身體、手部和足部，以及各種環境香薰應用器具。

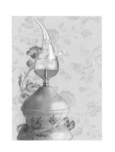

純真香薰系列

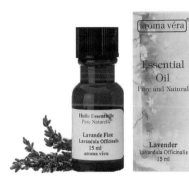

aroma vera 意思解作 真正的香薰 是美國天然產品的先鋒。創辦人馬素致力投入研究香薰長達 22 年之久，精心挑選各樣精油，設計出多款優雅的複方 精油和多元化產品，照顧到專業香薰治療師及熱愛天然產品人仕。

純真香薰產品為你的生活帶來無限喜悅

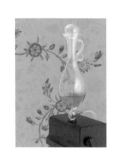

超音波香薰霧化機　● 香薰噴霧機　● 香薰電瓶

享受芳香世界，須要配合不同器具，方可帶出香薰精油的本質氣味和達到治療功效。各種香薰器具，線條優美、款式獨特，是香薰和藝術的結合，可以完美地襯托任何環境和場合。

全新香薰概念

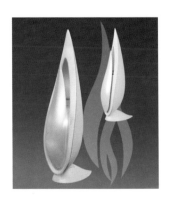

超音波香薰霧化機營造室內自然生態，享受芳香水氧生活。 水與超音波以每秒一百六十萬次振動頻律，釋放充足氧氣和負離子，並使水中的香薰精油在常溫狀態下100%完全霧化。

提供活氧素 ＊ 淨化空氣 ＊ 舒緩壓力

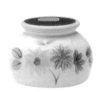

總代理： 耀泰國際有限公司
香港九龍尖沙咀廣東道 25 號港威大廈第 1 期 23 樓 2301 室
電話:27358101　傳真:23142674 / 27307370　電郵：iris@brightime.com

零售店： 香薰女神專門店
香港九龍尖沙咀廣東道 82-84 號流尚店 8 樓全層　　電話：21170181　傳真：21170182
香港九龍旺角太子道 193 號新世紀廣場第 5 層 589 號鋪　電話：26289155　傳真：26289156

網站:www.cleopatrapalace.net

國家圖書館出版品預行編目資料

精油全書：Melissa Studio編著出版－
台北市：商周出版：城邦文化發行
2002（民91）
　　面：　　　　公分

ISBN　986-7892-08-9(平裝)
1.植物性生藥 2.芳香療法

418.52　　　　　　　　　　　　91006886

精油全書—芳香療法使用小百科

編　　著 / Melissa Studio
審　　訂 / 卓芷聿
攝　　影 / 黃仁益
封面＆內頁設計 / ROSE&CHIEN Visual Art
責任編輯 / 廖秀凌

發 行 人 / 何飛鵬
法律顧問 / 中天國際法律事務所 周奇杉律師
出　　版 / 商周出版
　　　　　台北市愛國東路100號2樓
　　　　　電話：(02)2358-7668　傳真：(02)2341-9479
　　　　　E-mail:bwp.service@cite.com.tw
發　　行 / 城邦文化事業股份有限公司
　　　　　台北市信義路2段213號11樓
　　　　　聯絡地址：台北市愛國東路100號1樓
　　　　　電話：(02)2396-5698　傳真：(02) 2357-0954
　　　　　劃撥：1896600-4　城邦文化事業股份有限公司
　　　　　城邦讀書花園　http://www.cite.com.tw
　　　　　E-mail: service@cite.com.tw
香港發行所 / 城邦(香港)出版集團有限公司
　　　　　香港北角英皇道310號雲華大廈4/F，504室
　　　　　電話：25086231　傳真：25789337
馬新發行所 / 城邦（馬新）出版集團
　　　　　Cite (M) Sdn. Bhd. (458372 U)
　　　　　11, Jalan 30D/146, Desa Tasik, Sungai Besi,
　　　　　57000 Kuala Lumpur, Malaysia.
　　　　　電話：603-9056 3833　傳真：603-9056 2833
　　　　　email：citekl@cite.com.tw
印　　刷 / 一展事業有限公司
總 經 銷 / 農學社
　　　　　電話：(02)29178022　傳真：(02)29156275
行政院新聞局北市業字第913號

■2002年 6 月 1 日初版一刷　　printed in Taiwan
■2022年 3 月23日初版五十八刷
定價380元

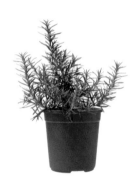

本書承下列單位提供產品協助
拍攝，謹此致謝：
荷柏園、香草集、登琪爾

其他圖片來源：

薛聰賢
p66、67、72、90、102、112、
140(右)、146、158
卓芷聿
p110(上)、124、154
新手父母出版公司
p32、33、105
原水出版公司
P53、56、115、139
美商亞洲美樂家股份有限公司
p166 、167

以上圖片所有權為該單位所有，
翻印必究。